Jahrtausendealte Geheimnisse: Kochbuch

Rezepte für
vitale Gesundheit,
unbegrenzte Energie &
innere Gelassenheit

Carol K. Ray

Wisdom of the World Press

ll--|-- Jahrtausendealte Geheimnisse: Kochbuch

Jahrtausendealte Geheimnisse: Kochbuch
Rezepte für vitale Gesundheit, unbegrenzte Energie & innere Gelassenheit
von Carol K. Ray mit einem Vorwort von Dr. Clint G. Rogers und Dr. Smita Naram

Copyright© 2023 Paul Clinton Rogers
Kein Teil dieses Buches darf ohne ausdrückliche schriftliche Genehmigung des Herausgebers in irgendeiner Form oder mit irgendwelchen Mitteln, sei es elektronisch, mechanisch, durch Fotokopieren, Aufzeichnen oder auf andere Weise, reproduziert oder in einem Datenabrufsystem gespeichert werden.

Herausgegeben von Wisdom of the World Press
www.MyAncientSecrets.com

ISBN: 978-1-952353-88-8
Buchumschlag mit freundlicher Genehmigung von Heidi Aden, Lions Pen:
LionsPenGraphics.com

Printed in the USA

Medizinischer Haftungsausschluss

Der gesamte Inhalt dieses Dokuments, ob gedruckt oder in elektronischer Form, einschließlich Text, Bilder, Audio oder anderer Formate, wurde ausschließlich zu Informationszwecken erstellt. Der Inhalt ist nicht als Ersatz für eine professionelle medizinische Beratung, Diagnose oder Behandlung gedacht. Wende dich bei Fragen zu deinem Gesundheitszustand immer an einen Arzt oder Apotheker. Ignoriere niemals einen professionellen medizinischen Rat oder zögere nicht, ihn einzuholen, nur weil du etwas in diesem Dokument gelesen hast.

Wenn du denkst, dass du einen medizinischen Notfall hast, rufe deinen Arzt an, gehe in die Notaufnahme oder rufe sofort 112 oder 116117 an (oder das Äquivalent in deinem Land). Die Ancient Secrets Foundation empfiehlt oder befürwortet keine spezifischen Tests, Ärzte, Produkte, Verfahren, Meinungen oder andere Informationen, die in diesem Dokument erwähnt werden. Das Vertrauen in Informationen, die von Angestellten der Ancient Secrets Foundation, Freiwilligen, beauftragten Autoren oder medizinischen Fachleuten, die Inhalte zur Veröffentlichung präsentieren, geschieht ausschließlich auf eigene Verantwortung.

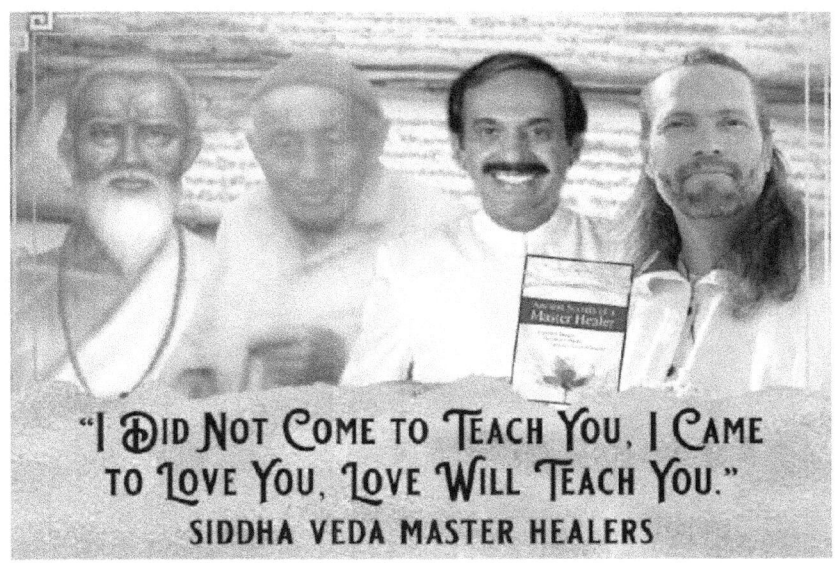

„Wenn du deine Ernährung änderst, kannst du deine Zukunft ändern."

- Dr. Naram *(Jahrtausendealte Geheimnisse eines Meisterheilers, p. 172)*

Vorwort

Lieber Leser, liebe Leserin,

was wäre, wenn es jahrtausendealte Geheimnisse in Bezug auf die Wahl der Lebensmittel gäbe, die dich zu vitaler Gesundheit, unbegrenzter Energie und inneren Frieden führen könnten?

Was wäre, wenn Liebe jede deiner Entscheidungen leiten würde, einschließlich zu lernen, wie du das Essen, das du dir und anderen servierst, verbessern kannst?

Das Buch, das du hier in den Händen hälst, folgte einem Ruf des Herzens, inspiriert durch das Eingangszitat des Buches, *Jahrtausendealte Geheimnisse eines Meisterheilers:*

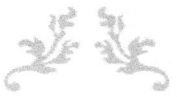

„Ich bin nicht gekommen, um dich zu belehren, Ich bin gekommen, um dich zu lieben; Die Liebe wird dich lehren."

Jahrtausendealte Geheimnisse eines Meisterheilters
Zitat am Anfang des Buches

Dieses Kochbuch ist eine Manifestation all derer in der Ancient Secrets Community, die nach diesem Zitat leben. Die Liebe lehrt sie; die Liebe führt sie. Und ich glaube, es war die Liebe, die auch dich hierher geführt hat.

Nehmen wir zum Beispiel die inspirierende Geschichte von Carol Ray.

Vor einigen Jahren stand Carol kurz vor dem Abschluss einer sehr erfolgreichen Karriere in der Unternehmenswelt und dem Rückzug in ein sehr ruhiges Leben in einem Wohnmobil, weit weg von allem. Sie und ihre inzwischen erwachsenen

Kinder hatten mit verschiedenen gesundheitlichen Problemen zu kämpfen, und jetzt, wo das Arbeitsleben abgeschlossen war, wollte sie einfach nur noch weg von allem.

Dann, eines Morgens, hatte sie einen Traum, in dem sie die Worte hörte: "Heile dich selbst und heile die Welt". Carol wusste nicht genau, was das bedeutete, aber es motivierte sie so sehr, dass sie - praktisch veranlagt wie sie ist - eine PowerPoint-Präsentation in 10 Sprachen erstellte, in der sie die Menschen aufforderte, gemeinsam für Heilung zu beten und zu meditieren. Kurz darauf schickte ihr ihre Freundin Sara Morell einen Link zu einer Webseite mit einer Einladung von mir, an einem "Wunderexperiment" teilzunehmen, bei dem Prinzipien aus dem Buch *Ancient Secrets of a Master Healer* zum Einsatz kommen. Der Slogan auf der Seite waren die gleichen Worte, die ihr im Traum erschienen waren:

"Heile dich selbst und heile die Welt".

Sie bewarb sich als Freiwillige und begann sofort, erst sich selbst und dann anderen zu helfen. Durch die Lektüre des Buches, die Teilnahme an den kostenlosen sonntäglichen Global Healing Calls und die Kurse, die daraus entstanden, fand sie nicht nur körperliche, sondern auch geistige und emotionale Heilung. Sie fand auch eine erfüllende Aufgabe, Geheimnisse, die zu tiefer Heilung für einige ihrer unmittelbaren Familie führten, und eine neue globale Familie, die auf Liebe basiert.

Durch all das entdeckte sie auch etwas so Tiefgründiges und Schönes in den *Jahrtausendealten Geheimnissen eines Meisterheilers*...

Was wäre, wenn Heilung lecker sein könnte?

Auf den nächsten Seiten wirst du mehr über ihre Geschichte lesen, darüber, wie die Liebe zu ihrem Sohn sie anfänglich dazu inspirierte, dieses Kochbuch zu schreiben - mit Rezepten, die den alten Geheimnissen folgen, die sie lernte. Sie wollte etwas, das Menschen, die nicht oft kochen, wie ihr Sohn, dabei unterstützt, einfache Rezepte für gesundes und leckeres Essen zur Hand zu haben.

Carol lud die Ancient Secrets Community ein, sich zu engagieren und bei der Aufgabe zu helfen - und sie waren toll. Viele haben Rezepte (aus der ganzen Welt) beigesteuert, andere haben dabei geholfen, alle Rezepte zu testen... um sicherzustellen, dass die Rezepte einfach, schmackhaft, lecker und gesund sind.

Carol und ihr Team haben auch zusätzliche Ressourcen zusammengestellt, damit man leichter versteht, welche Lebensmittel für einen selbst Medizin oder Gift sind. Dies hängt - nach den alten Geheimnissen des Siddha-Veda und Ayurveda - von deinem einzigartigen Körpertyp ab... und die Ressourcen in diesem Buch können dir mehr Klarheit darüber verschaffen, was das Beste für dich ist!

Es inspiriert mich wirklich, wie viel Liebe dieses Team in die Erstellung dieses Buches gesteckt hat. Mich hat außerdem inspiriert, dass der Erlös an die

Ancient Secrets Foundation gehen soll, um unsere Waisenkinder in Nepal und andere wohltätige Zwecke zu unterstützen.

Wenn du diese mächtigen alten Geheimnisse mit Liebe kombinierst, kannst du dein Leben für immer verändern. Wir nennen es auch 'Ansteckende Heilung', denn wenn du dies für dich selbst tust, wird es automatisch auch das Leben anderer segnen, die du liebst.

Ich bin so begeistert, dass die Liebe dich hierher geführt hat.

Ich bin auch gespannt, was als Nächstes passiert, wenn du erlebst, wie köstlich es ist, Lebensmittel zu essen, die deinen Körper, deinen Geist und deine Gefühle wirklich nähren.

Welche magischen Dinge können in deinem Leben geschehen, wenn du dich von der Liebe leiten lässt?

Mit viel Liebe und Respekt,
Dr. Clint G. Rogers

Siddha-Veda-Praktizierender und Autor von *'Jahrtausendealte Geheimnisse eines Meisterheilers'*.

P.S. Wir möchten auch sicherstellen, dass du alle Ressourcen hast, die dich auf deinem Weg unterstützen können:

- Kostenlose Mailingliste
- Sonntägliche Global Miracle Zoom Calls
- Lebensverändernde Trainings-/Kursangebote

- Termine mit einem Arzt, der die Ancient Secrets an deine Bedürfnisse anpassen kann
- Möglichkeiten zur Entgiftung unter Anleitung
- Freie Webseite für Updates und Austausch von Rezepten: www.MyAncientSecrets.com/recipes
- Kochbuch YouTube Channel: www.youtube.com/@AncientSecretsCookbook
- Ancient Secrets für Kinder
- Ancient Secrets für Haustiere
- *Jahrtausendealte Geheimnisse eines Meisterheilers: Ein Skeptiker aus dem Westen, ein Meister aus dem Fernen Osten, und die größten Geheimnisse des Lebens* (übersetzt und veröffentlicht in 30 Sprachen)
- Möglichkeiten zur freiwilligen Mitarbeit im Miracle Dream Team

P.S.S. Ein großes DANKESCHÖN an Carol und jeden von euch... denn der Erlös dieses Buches geht an die Ancient Secrets Foundation (Stiftung) zur Unterstützung von Waisen, Obdachlosen und anderen humanitären Projekten.

Um Carols Traum zu erfüllen: Wenn du dich selbst durch Essen heilst, trägst du zur Heilung der Welt bei.

Für weitere Informationen, Kommentare, Fragen oder Nachfragen:

Team@MyAncientSecrets.com

Dipo Bhakshayate Dhyant – Wir Sind Was Wir Essen!

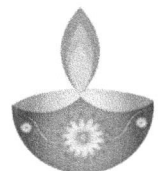

Eine Lampe verzehrt die Dunkelheit, indem sie in der Nacht Licht spendet. Dabei produziert sie Ruß oder Asche. Wie die Lampe sind wir das, was wir essen. Selbst wenn wir Gutes für die Menschheit tun, wird uns der Verzehr falscher Nahrung zerstören..

Ayushakti hat es sich zur Aufgabe gemacht, echte Gesundheit in jedes Haus zu bringen, indem wir Wissen und uralte Erfahrungen weitergeben und den Menschen mit Hilfe von 6 bahnbrechenden Werkzeugen helfen: Diät, Hausmittel, Kräuterformeln, Lebensstil,

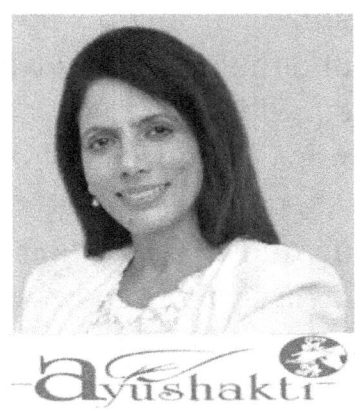

Marmaa-Punkte und Entgiftung. Mit der Schaffung dieses Buches trägt Carol auf sehr praktische Weise zum Leben der Menschen bei. Dieses kleine Buch bietet Werkzeuge, um die Ernährung und den Lebensstil zu befolgen, die eine bemerkenswerte Veränderung im Leben der Menschen bewirken werden. Ein großes Lob und Dankeschön an Carol Ray für die Zusammenstellung solch wertvoller Inhalte. Viele liebe Grüße an Carol.

Ich bin mit dir und ich liebe dich!
- Dr. Smita Naram

Anmerkungen der Autorin

"**Lass deine Medizin Nahrung sein - lass Nahrung deine Medizin sein.**"

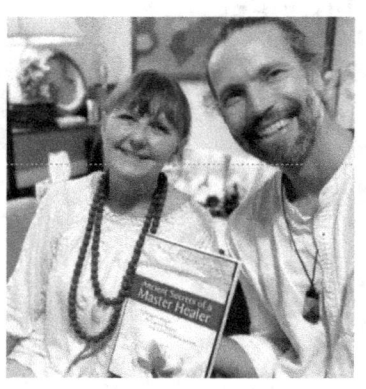

Wer wünscht sich nicht eine strahlende Gesundheit? Die meisten Menschen haben keine Ahnung, wo sie anfangen sollen. Für mich und meine Familie waren Lebensmittel immer eher ein Gift als eine Medizin. Damals hatten wir noch keine genetischen Informationen, aber später erfuhr ich, dass wir Träger einer genetischen Störung namens Ehlors-Danlos sind. Das erklärt, warum die Därme meiner Mutter nach der Einnahme von Antibiotika rissen und warum sie mit Mitte vierzig einen künstlichen Darmausgang brauchte. Das allein ist schon eine große Motivation, die Beziehung meines Körpers zur Nahrung besser zu verstehen. Bei meinem jüngsten Sohn wurde in den späten siebziger Jahren Zöliakie diagnostiziert, und ich verbrachte Tage in der Universitätsbibliothek, um zu verstehen, wie ich ihn ernähren sollte. Die glutenfreie Ernährung ist seit Jahren ein ständiger Lernprozess!

Ich entdeckte Dr. Narams Ernährungs- und Lebensstiländerungen etwa zu der Zeit, als wir alle COVID-19 entdeckten. Das war ein echter

Wendepunkt! 75-90% weniger Schmerzen! Ich wollte ein Kochbuch erstellen, mit dem Familie, Freunde und alle anderen köstliche Gerichte zubereiten können, die ihre Beziehung zum Essen für immer verändern würden...

Ich hoffe, dass es dich dazu inspiriert, neue und andere Wege auszuprobieren, wie du deinen Körper mit Nährstoffen versorgen kannst, um optimale, vitale Gesundheit, unbegrenzte Energie und Seelenfrieden zu erreichen. Gehe langsam vor und höre auf deinen Körper, wenn er dir sagt, dass er etwas braucht. Wenn du dir Dinge gönnst, die "nicht gut für dich sind", versuche, sie so weit wie möglich zu genießen und es morgen besser zu machen.

Es ist hilfreich, wenn du deinen Körpertyp kennst, der im Siddha-Veda "Dosha" genannt wird. Wenn du dein Dosha kennst, kannst du herausfinden, was für dich Medizin ist und was Gift. Mein Dosha-Quiz findest du auf Seite 209.

Mein aufrichtiger Dank geht an Dr. Clint G. Rogers für diese Gelegenheit, an Dr. Smita Naram und das gesamte Ayushakti-Team und an alle in der Ancient Secrets Gemeinschaft, die geholfen haben, diese Vision zum Leben zu erwecken:I liebe dich und ich bin mit dir.

Carol Ray, M.Ed., Texas, USA
Freiwillige Mitarbeiterin

Inhalt

Vorwort v
   Anmerkungen der Autorin xii

Meister Jivaka 1

Erfolgsgeschichten aus der ganzen Welt 3

Sechs Instrumente des Siddha-Veda 17
   Vitamine und Mineralien. 23
   Was willst du? 25
   Dr. Pankaj Naram 27
   Grundbegriffe 28
   Körperfunktionen verstehen 31
   Ratschläge für einen gesunden Lebensstil 31
   Ändern der Gewohnheiten. 32

Frühstücksoptionen 39
   Energie Powerfrühstück 40
   Pfannkuchen mit Roter Bete und Fingerhirse . . .41
   Hirsebrei mit Kardamom und Beerenkompott 43
   Pfannen-Kuchen 45
   Millies Mungbohnen-Crêpes 48
   Mungbohnen-Crêpes 49
   Rührei. .51
   Gedünstete Bio-Äpfel 52

Hauptgerichte 53
   Werde ein Meister der Mungbohnensuppe 56
   Magische Mungbohnensuppe 57
   Kitchari .61

Mungbohnen-Handvo 63
Weiße Zucchini-Basilikum Suppe 65
Thailändisches Gemüse-Curry 67
Mung Dal Suppe 69
Süßkartoffelsuppe mit Möhren und Ingwer 73
Mung Dal Dosa. 75
Mungbohnen-Falafel 77
Quinoa Buddha Schale. 80
Gesunde Mung Dal Pakoda/Falafel 81

Beilagen 83
Gegrilltes Gemüse 84
Mungbohnen-Hummus 85
Mung-Fruchtsalat. 89
Pesto 94
Curryblätter & Cilantro Chutney. 96
Veganes Pesto 97

Getränke 99
Wissenswertes über Getränke 100
Tees 101
   Dr. Narams Ingwertee 101
   Yogi-Tee – Ralph Brown 102
   Basilikum-Kräutertee 103
Drei Optionen für Entgiftungstee 104
   1. Sommer Tee (kühlend):.............................104
   2. Wintertee (wärmend):...............................104
   3. Tee für alle Jahreszeiten............................105

Smoothies 105
    Option 1: Minze/Koriander Smoothie 105
    Option 2: Apfel/Karotte/Rote Bete Smoothie 105
    Option 3: Tridosha Smoothie 106
    Rohe Mandelmilch, Selbstgemacht 107
    Hausgemachte Elektrolyte 108

Süßigkeiten/Desserts **109**
    Puffreis-Ladoo 110
    Mungbohnen-Brownies 112
    Schwarzbohnen-Brownies mit Doppelschokolade . . 115
    Haferflockenkekse mit Banane und Kokosnuss. . . . 117
    Kardamom-Rosen-Kekse aus 8 Zutaten. 119
    Gebackene Birne mit Ziegenkäse 121

Glutenfreies Brot **123**
    Sonnenblumen-Sesam-Kekse 124
    Glutenfreies Roti/Fladenbrot 126
    Einfaches & Gesundes Brot 128

Bonusmaterial **129**
    Ghee and Geklärte Butter (Butterschmalz) 130
    Wie man Mungbohnensuppe schmackhaft macht . . 135
    Tipps zur Reduzierung von Blähungen und Völlegefühl 138
    Milchprodukte und Eier 144
    Getreide. 145
    Wissenswertes über Nachtschatten-gewächse . . . 149
    Speiseöle 151
    Raffinierter Zucker 152
    Gewürze. 154

Was gehört in eine gut ausgestattete Küche. 155
Hausmittel – Ayushakti 158
Überblick über verschiedene Diäten 166
Funktion der wichtigsten Kräuter 169
Gebräuchliche Zutaten: Hindi ins Deutsche 174
Gebräuchliche Zutaten: Deutsch zu Hindi. 177
Umrechnungstabelle 183
Substitutionstabelle. 184
Ancient Secrets Dosha Quiz 185
Ernährung für dein Dosha-Gleichgewicht 190

Index **191**

XVIII--|-- Jahrtausendealte Geheimnisse: Kochbuch

Meister Jivaka

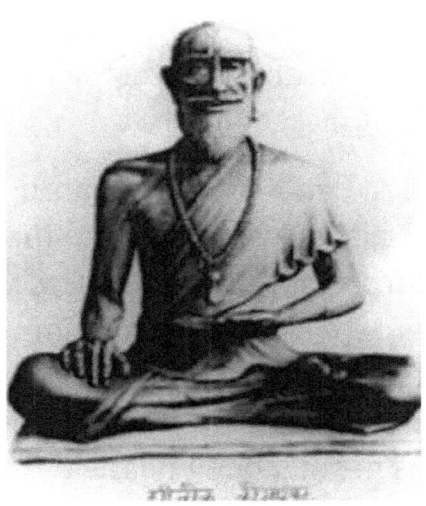

Meister Jivaka sagte, dass alles entweder ein Gift oder eine Medizin sein kann, je nachdem wie es verwendet wird. Das Gleiche gilt für die Nahrung, die wir zu uns nehmen.

Was für den einen nahrhaft ist, kann für den anderen Leiden verursachen.

Die Rezepte hier basieren auf den Ancient Secrets-Richtlinien von Dr. Pankaj Naram, Siddha-Veda-Praktikern, Ayushakti-Ayurveda-Praktikern und der eigenen Forschung und Erfahrung der Autorin

Weitere Rezepte und Videos, wie man viele der Rezepte in disesm Buch zubereiten kann, finden Sie auf unserer Rezept-Sharing-Seite:
www.MyAncientSecrets.com/recipes

Falls du eine Pulsklinik organisieren und/oder dich auf die Warteliste für eine Pulsberatung durch Dr. Clint G. Rogers oder einen anderen ausgebildeten Praktiker setzen lassen möchtest, klicke bitte hier: www.MyAncientSecrets.com/consultations

Beides führt zu den richtigen Ernährungsempfehlungen und möglicherweise Kräutern für deinen spezifischen Körpertyp. Strahlende Gesundheit zu haben ist die größte Errungenschaft im Leben. Ohne einen gesunden Körper, einen ruhigen Geist und emotionale Gelassenheit werden alle anderen Aspekte unseres Lebens negativ beeinflusst.

Das Geschenk des Siddha-Veda-Lebensstils, das wir hier mit dir teilen, soll dich ermächtigen und nicht einschränken.

Um unabhängig und frei von Krankheiten zu werden, braucht man Inspiration, Anleitung, und das Wissen, wie unser Körper auf gewisse Lebensmittel, Schlafmangel, unsere Umwelt, Beziehungen, zu wenig oder zuviel körperliche Aktivität, unser soziales Leben, unser Arbeitsleben und so weiter reagiert.

Entdecke *'Jahrtausendealte Geheimnisse eines Meisterheilers: Ein Skeptiker aus dem Westen, ein Meister aus dem Fernen Osten, und die größten Geheimnisse des Lebens:*
https://www.MyAncientSecrets.com

Erfolgsgeschichten aus der ganzen Welt

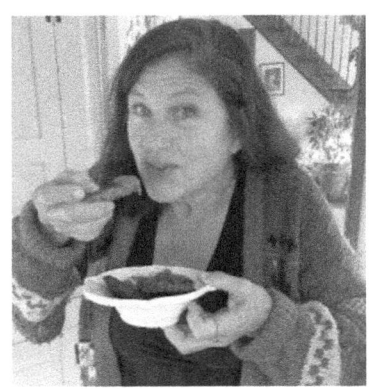

Für mich hat allein die Senkung des Pitta von 3 Generationen mein Leben verändert. Außerdem sehe ich meine Kopfhaut nicht mehr und mein Haar wird dichter. Ich bin glücklicher und habe eine andere Art zu dienen gefunden, indem ich für andere und mich selbst gesund koche: eine neue Modalität und soziale Fähigkeit. Mein Bauch tut nicht mehr weh. Ich fühle mich gesegnet!

   -Dr. Ann Wilkinson, Osteopathic Bodywork
AmogaLife.com

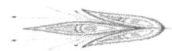 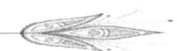

Bevor ich die alten Geheimnisse lernte, litt ich unter Blähungen, Verstopfung und Hautausschlägen. Nach einer Pulsberatung bei Dr. Clint G. Rogers erfuhr ich, dass rohes Blattgemüse nicht gut für meinen Körper ist, ebensowenig wie Milchprodukte und Gluten. Ich

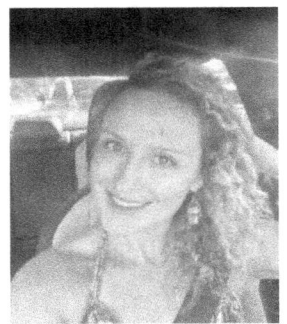

verzichtete nicht nur auf diese Lebensmittel, sondern wurde auch Vegetarierin. Das Ergebnis waren mehr Energie, besserer Schlaf, ein normaler Stuhlgang und eine klare Haut. Ein weiterer erstaunlicher "Nebeneffekt" ist ein klarer und ruhiger Geist.

Ich bin wirklich dankbar, dass mich die alten Geheimnisse gelehrt haben, wie ich meinen Lebensstil und meine Ernährung ändern kann, und dass ich nun anderen mit diesem Wissen helfen kann.

– *Monica Posada*

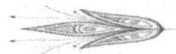 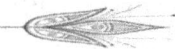

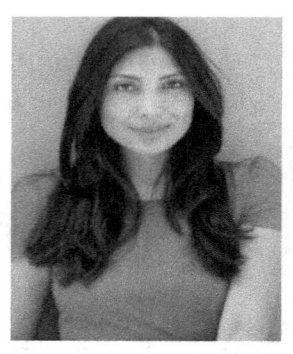

„Vor Ancient Secrets habe ich mich gesund ernährt ... keine Milchprodukte, kein Weizen, kein raffinierter Zucker, und kaum Fleisch. Über 10 Jahre lang trank ich jeden Morgen einen grünen Smoothie, und aß tagsüber eine große Menge rohen Salat und Gemüse. Außerdem ergänzte ich meine Ernährung mit einer Mischung aus Körnern und Nüssen. Ich hatte alles getan, was man mir über eine gesunde, ausgewogene Ernährung beigebracht hatte.

Allerdings hatte ich immer noch wenig Energie und Schmerzen in meinem Körper. Bei meiner Puls-Konsultation mit Dr. Clint G. Rogers erfuhr ich, dass

Rohkost aufgrund meiner Doshas nicht gut für mich war. Also änderte ich meine Ernährung und ließ die Rohkostsalate und Smoothies weg. Ich stellte sicher, dass ich immer noch die gleiche Menge an Gemüse zu mir nahm wie vorher, aber anstatt es roh zu essen, dünstete ich es leicht an. Nach einem Monat mit meiner neuen Ernährung merkte ich, dass ich deutlich mehr Energie hatte.

Meine Verdauungskraft nahm zu, und mein Körper begann, die Nährstoffe besser zu verwerten. Seitdem habe ich vielen meiner Freunde und Familienangehörigen geholfen, die ebenfalls sehr davon profitiert haben. Durch die Ancient Secrets verstehe ich jetzt besser, was für mich und meinen Körper am besten ist."

– *Punam Patel,* www.punampatelhypnotherapy.com

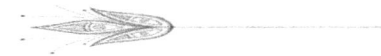
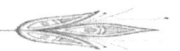

Myalgische Enzephalomyelitis/CFS ist in der westlichen Medizin in der Regel ein Lebensurteil. Als ich Dr. Clint im Februar 2021 kennenlernte, beschränkte sich mein Leben auf das Liegen, entweder auf der Couch oder, an sehr schlechten Tagen, im Bett.

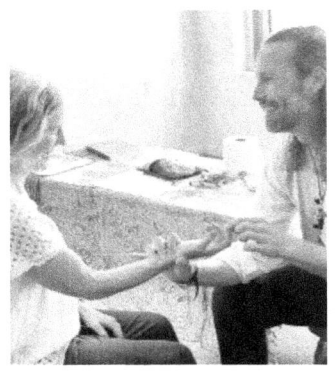

Wenn ich auf die Straße ging, war es im Rollstuhl zu Arztterminen, wegen der starken Müdigkeit und der der tage-, manchmal wochen- oder monatelangen schwerwiegenden Folgen, wenn ich meinen "Energievorrat" überschritt. Ständige Schmerzen am ganzen Körper, Kopfschmerzen, häufige Halsschmerzen, lähmender Gehirnnebel und eine Vielzahl anderer Symptome waren für mich normal. Die körperlichen, geistigen und emotionalen Herausforderungen waren für mich und meine Familie verheerend.

Von Freunden erfuhren wir von Dr. Clint und seinem Buch, und ich meldete mich zu einer Pulsberatung bei ihm an. Ich stellte meine Ernährung um und nahm die Kräuterrezepte, die er mir empfahl. Innerhalb von sieben Monaten konnte ich wandern, ohne Folgen nach der Anstrengung! Ich sagte Dr. Clint, dass ich das Gefühl habe, ein Wunder zu erleben! Nichts kann die Freude darüber beschreiben, dass ich wieder so am Leben teilnehmen kann, wie ich es für immer verloren glaubte. Wie es in dem Buch heißt: „Wenn du deine Ernährung änderst, kannst du deine Zukunft ändern".

— *Katie Amodio, MS. Waldorf Extra Lesson Teacher*

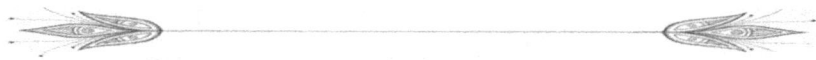

Es war meine Mutter, die mir

von Dr. Naram und Dr. Clint erzählte.

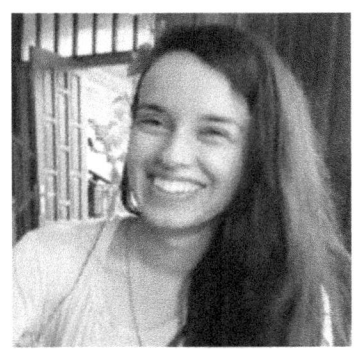

Ich hatte schließlich eine Online-Sitzung mit Dr. Meera, die mir eine spezielle Diät und Nahrungsergänzungsmittel verschrieb.

Nach 3 Monaten Einnahme der Ergänzungsmittel verbesserten sich viele meiner Symptome. Dann habe ich die Healthiime Detox™-Kur gemacht. Die meisten meiner Symptome verschwanden. Das Pitta (Hitze) in meinem Körper ging deutlich zurück. Mir geht es zu 80% besser!!! Ich habe keinen Nesselausschlag, keinen brennenden Ausschlag, keine Unterleibsschmerzen, keine geschwollenen Knöchel, usw.

Wow! Jetzt kann ich jemanden, der Parfüm trägt, ohne Bedenken umarmen!!! (Keine allergischen Reaktionen!) Obwohl ich immer noch ab und zu Schmerzen in der Schulter und im Handgelenk habe, kann ich Illustrationen und Designarbeiten machen, solange ich mir Zeit lasse und regelmäßig pausiere. Ich kann leicht joggen gehen und ganz sanftes Yoga machen! Ich fühle mich ruhiger und gelassener.

Ich fühle mich so reich gesegnet und bin Gott dankbar, dass ich lebe und gesund bin. Ich danke Dr. Naram und der Siddha-Veda-Linie für die heilenden Ernährungsempfehlungen, Hausrezepte und Nahrungsergänzungsmittel.

Ich bin unglaublich dankbar dafür, dass ich von Dr. Meera, Dr. Hemang, Dr. Komal und der Siddha-Veda-Linie etwas über Ayurveda gelernt habe.

– *Maryam Khalifah* <u>*Maryamart.illustration@gmail.com*</u>

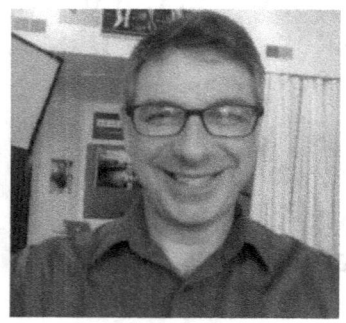

Ich esse einfach. Frisch vom Bauernhof, um das wahre Aroma zu schmecken. Viel Gemüse, wenig Obst, fast keine Körner. Viermal im Jahr faste ich 7-10 Tage lang mit Moong und Gemüse. Gelegentlich esse ich das, was angeboten wird, egal was. Bis zu meinem 20. Lebensjahr war ich übergewichtig, "träge", und stotterte. Mit 21 habe ich meine Ernährung und meinen Lebensstil radikal geändert. Mit 31 stellte ich auf Ayurvedische Ernährung um. Ich esse frisches, gut gewürztes, warmes und nahrhaftes Essen. Jetzt lebe ich einfach, damit andere einfach leben können. Mit 58 bin ich schmerzfrei und voller Energie.

– *Dr. Stephen Wechsler* <u>*NetworkHealingArts@gmail.com*</u>

Alles in allem waren die
Entgiftung und das Abenteuer, sie zu machen, eine
Lernerfahrung, mit großen
Herausforderungen und
Vorteilen.

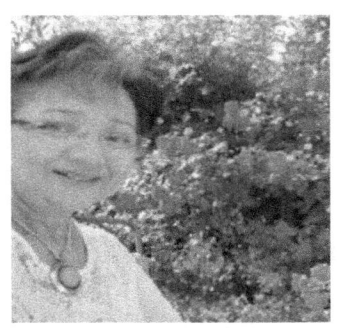

   Sich richtig und gesund zu
ernähren. die Mühen wert. Die positive Erfahrung,
Gleichgesinnte in den Gruppen und auf den zu
treffen Ich bin nicht frei von Symptomen, aber zu
wissen, dass ich nicht allein bin und eine große
globale Familie um mich herum habe, die den
gleichen Weg geht, ist großartig.

– *Arati Malavalli-Majd, MD*

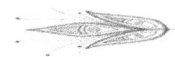 

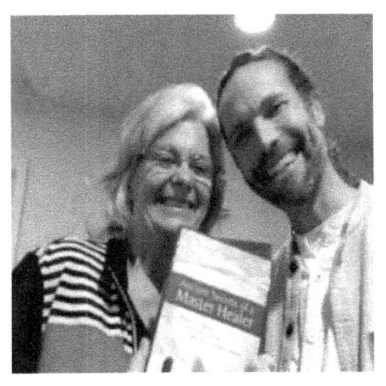

Du kennst ja das alte Sprichwort: "Man weiß nicht,
was man nicht weiß", und
das trifft auf mich zu. Ich
dachte, ich fühle mich
ziemlich gut. Ich bin mir
sicher, dass ein Teil von
mir wusste, dass ich meine
Ernährung und vor allem
meinen Zuckerkonsum
ändern musste!

Mungbohnensuppe ist nicht nur lecker, sondern hat mir auch ein neues Gefühl von Selbstvertrauen und Ausgeglichenheit verliehen, wie ich es noch nie zuvor hatte, und der Bonus ist, dass ich abgenommen habe (über 35 Pfund), ohne es überhaupt versucht zu haben.

Meine Gelüste verschwanden und wurden durch ein Gefühl von Wohlbefinden und Frieden ersetzt, das tiefgreifend ist. Die Natur versorgt uns mit allem!

— *Ronney Aden*

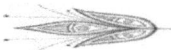 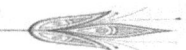

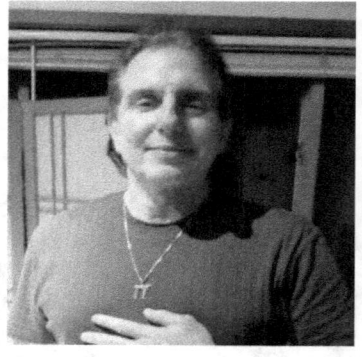

Seit ich die Mungbohnensuppe kennengelernt habe und weiß, wie man sie schmackhaft zubereitet, liebe ich sie. Sie ist zu einem einem Grundnahrungsmittel in meinem Leben geworden, das ich normalerweise an 5 Tagen in der Woche zum Mittagessen esse. Ich spüre, wie mein Körper sie liebt. Außerdem nehme ich jeden Tag reines Ghee zu mir, von dem ich weiß, dass es meine Doshas ausgleicht. Außerdem bin ich jetzt glutenfrei, milchfrei und frei von Nachtschattengewächsen. Dadurch habe ich das Gefühl, dass ich viel mehr Energie in meinem Körper habe.

Seit ich fast jeden Tag Mungbohnensuppe esse und Entgiftungstee trinke, leide ich auch nicht mehr an Verstopfung. Ich habe auch so viele Hausmittel und Marmaas gelernt, die mein Leben positiv verändert haben, z.B. wenn ich spüre, dass eine Erkältung oder etwas anderes kommt und ich mich dann ein paar Stunden nach dem Trinken des Immunitätstees viel besser fühle. Ich schlafe jetzt viel besser, weil ich mich mit Lebensmitteln, Hausmitteln und Marmaas beschäftige.

– *Luke Sutton*

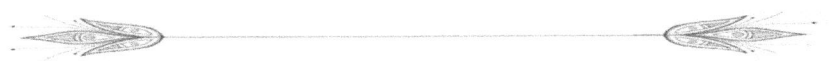

Ich hatte in der Vergangenheit viele Lebensmittelunverträglichkeiten. Ich hatte mit Sodbrennen und Gelenkschmerzen zu kämpfen. In den letzten 5 Jahren war ich gluten- und milchfrei. Als ich die Ancient Secrets kennenlernte, wusste ich, dass ich einige Änderungen in meiner Ernährung vornehmen musste, z. B. keine sauren Lebensmittel und keine Rohkost mehr, entsprechend meiner Konstitution und meinem niedrigen Agni.

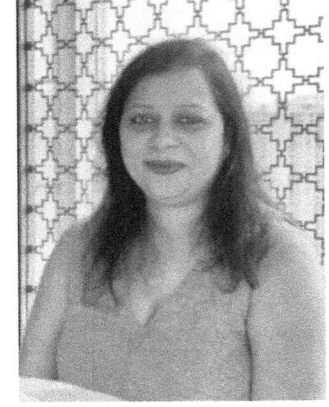

Ich habe eine 28-tägige Entgiftung gemacht. Ich habe mehr Mungbohnen, Gemüse und Ghee in meine Ernährung aufgenommen. Ich bin kreativ geworden und habe mehr Mungbohnen-Rezepte für meine täglichen Mahlzeiten zubereitet. Jetzt habe ich mehr Energie, mehr geistige Klarheit und keine Gelenkschmerzen, und es war ein Segen, Teil der Ancient Secrets Community zu sein.

– *Keerty Das, Chef & Food Business Entrepreneur*

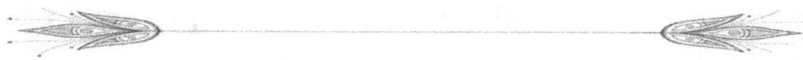

Indem ich meine Ernährung umgestellt habe und so esse, wie es in diesem wunderbaren Kochbuch gezeigt wird, sind mein Säure-Reflux, meine Migräne, Gallenblasenprobleme und mein Bluthochdruck jetzt kontrollierbar.

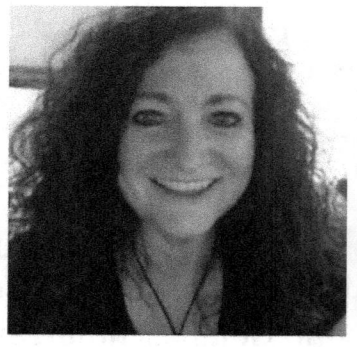

Außerdem habe ich 14 Kilo abgenommen und es geschafft, das Gewicht zu halten. Sogar meine Muskeln sind stärker geworden! Wenn ich Mungbohnensuppe esse, fühle ich mich insgesamt wohl, und wenn ich nach den Anweisungen von Dr. Naram esse, bin ich stärker, gesünder und glücklicher.

– *Jayna C. Taylor*
https://www.facebook.com/jayna.c.taylor?mibex tid=LQQJ4d

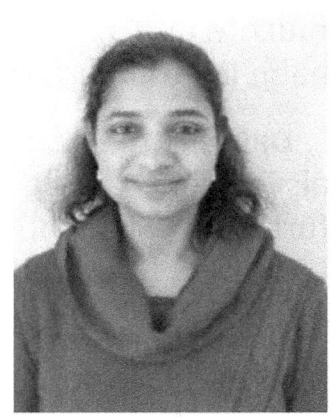

Ich bin Vegetarierinand und dachte immer, dass meine Ernährung sehr gut ist. Mit Ancient Secrets habe ich kennengelernt, wie ich mich für meine Körperkonstitution ernähre. Dadaurch hat sich meine Gesundheit verbessert, und ich habe einfache Wege kennengelernt, meine Gesundheit zu verbessern und zu erhalten.

Überdies habe ich die beste Gemeinschaft der Welt gefunden. Es ist immer wieder ein Abenteuer, neue Rezepte auszuprobieren und sie mit Freunden und Familie zu teilen.

Viel Spaß beim Kochen!

– Aparna Yardi, Sr. Software Engineer

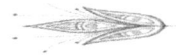 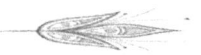

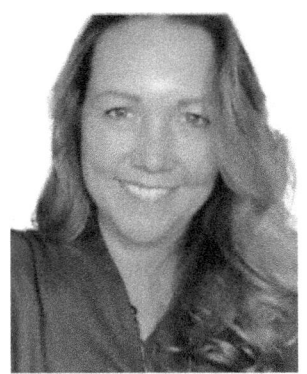

Mein Weg der natürlichen Heilung ist schon seit vielen Jahren im Gange. Es war schon immer meine natürliche Neigung, obwohl ich in meinen Zwanzigern die Kerze an beiden Enden anzündete... bis 2 Uhr nachts arbeitete und danach mit Freunden abhing, Wein trank, rauchte und aß, worauf ich Lust hatte. Immerhin habe ich trainiert, oder?!

Dann, in meinen Dreißigern, holte es mich ein, als ich den Arzt die Worte sagen hörte, die wir alle fürchten: "Sie haben Krebs." Bei mir wurde ein Lymphom (Blutkrebs) im Stadium 4 diagnostiziert..

Mein Leben zog an mir vorbei, zusammen mit den Bildern des Lebens, das ich noch nicht hatte leben können. Das Kind, das ich nicht haben konnte. Als ich in der Lage war, die Möglichkeit zu akzeptieren und zuzulassen, dass ich vielleicht nicht mehr lange leben würde, wandten sich meine Gefühle den Dingen zu, die ich tun konnte, um mir zu helfen, und den natürlichen Heilmethoden, die ich kannte. Es dauert Jahre, bis der Körper zusammenbricht, und es braucht Zeit, ihn zu entgiften und wieder aufzubauen. Ich begann, mehr und mehr über all die verschiedenen sanften, natürlichen und wirksamen Lösungen zu lernen, die es für Gesundheit und Heilung gibt, und begann mich besser zu fühlen.

– *Jody Curtis* *http://www.jodycurtis.com/*

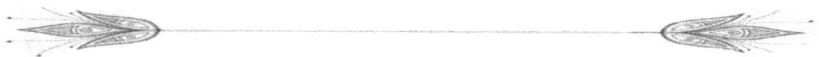

Ich liebe Essen. Ich war ein gefühlsbetonter Esser, und obwohl ich mich "gesund" ernährte, schwankte mein Gewicht und lag weit über dem, was für mich gesund war. Im Laufe der Jahre begann ich, Nervenzuckungen in den Beinen und Schmerzen in den Füßen zu haben. Ich kam an einen Punkt, an dem ich wusste, dass sich etwas ändern musste, und zwar schnell. Eine liebe Freundin schenkte mir das Buch von Dr. Clint, und es sprach mir aus der Seele.

Ich stellte meine Ernährung sofort komplett um, indem ich die empfohlenen Prinzipien befolgte, und nahm in 9 Monaten 24 Pfund ab. Ich esse nicht mehr meine Gefühle. Ich begann mit Kräutern und machte mehrere Entgiftungskuren, die den Nervenschmerz zu 90 % auslöschten und alle Schmerzen in meinen Füßen beseitigten. Mein Herz hat sich für neue Perspektiven geöffnet und meine Energie ist stabil und beständig. Dieses Kochbuch ist ein Geschenk, um gesunde, heilende, liebevolle Nahrung für Geist, Körper und Seele zu kreieren.

– *Susan Minden Engman, PhD; Psychologist*

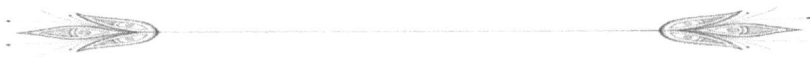

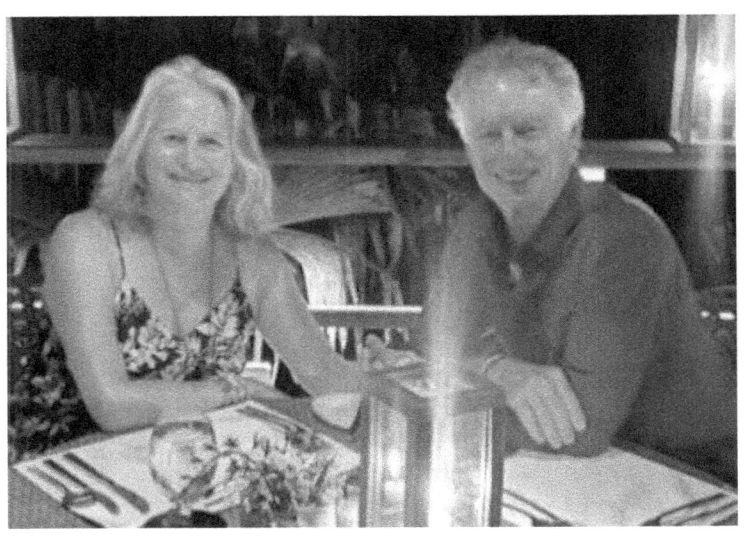

Obwohl ich mich gesund ernähre, aktiv und fit bleibe, haben jahrelange körperliche Belastungen und Traumata zu degenerativen Veränderungen in einigen meiner Gelenke geführt, und die Entzündungen waren schmerzhaft. Ibuprofen™ war zu einer täglichen Praxis geworden wie Vitamine. Nach der 28-tägigen Entgiftung und den Kräutern brauchte ich keine Entzündungshemmer mehr und nahm sie auch nicht mehr ein. Ich verzichtete auf Lebensmittel und achtete bewusster auf meinen Lebensstil und die Harmonie mit meinem Körper. Die Verdauung und wie ich mich nach dem Essen fühle, ist wichtiger als das, was ich esse.

Ändere deine Ernährung, ändere dein Leben!

— Joseph E. Engman, D.O.; Orthopedic Surgeon

Sechs Instrumente des Siddha-Veda

Nach der Philosophie und den alten Lehren des Siddha-Veda gibt es sechs wesentliche Instrumente, die notwendig sind, um eine dauerhafte und lebendige Gesundheit zu erreichen. Dazu gehören:

- Ernährung
- Lebensstil
- Hausmittel
- Pflanzliche Heilmittel
- Marmaa Shakti
- Panchakarma/Ashtakarma

Diese sechs Instrumente sind die Grundpfeiler, die das Wohlbefinden des physischen, mentalen und emotionalen Körpers tragen und unterstützen. Um Gleichgewicht und Harmonie in deinem Leben zu schaffen und zu erhalten, bietet die alte Kunst und Wissenschaft des Siddha-Veda einfache und präzise Richtlinien an, die auf den ersten Blick restriktiv erscheinen mögen oder manchmal sogar unmöglich zu befolgen.

Bei der Hektik des modernen Lebens und den vielen Ablenkungen ist es nicht verwunderlich, dass sich viele Menschen zu Rezepten hingezogen fühlen, die ihnen vertraut sind, zu Zutaten, die leicht erhältlich sind, oder zu Fertiggerichten, die mit Konservierungs-, Zusatz- und Füllstoffen angereichert sind. Manche

Menschen denken auch, dass eine gesunde Ernährung weniger bequem und teurer ist.

Kurzfristig mag das stimmen, aber auf lange Sicht zahlen wir alle einen hohen Preis, wenn wir weiterhin giftige Lebensmittel und riesige Portionen verzehren. Das Auftreten so vieler vermeidbarer Krankheiten wie

- Typ-2-Diabetes
- Fettleibigkeit
- Bluthochdruck
- Hoher Cholesterinspiegel
- ADD und ADHS

und viele mehr... sollten ein Weckruf für jeden in unserer Gesellschaft sein.

Das Thema Essen ist nicht nur ein kultureller Teil unserer Erziehung, sondern auch ein sehr emotionaler Aspekt unseres Lebens. Ob es um den Einkauf der Zutaten oder die Zubereitung des Essens geht oder einfach um die Erinnerung an den Geschmack und die Aromen, die mit Erinnerungen an Urlaube und das Zusammensitzen mit Familie und Freunden verbunden sind - diese Erinnerungen prägen die Grundlage unseres Gesundheitsbewusstseins und Lebensstils und beeinflussen die Entscheidungen, die wir täglich treffen.

Unser Umfeld spielt bei unseren Entscheidungen ebenfalls eine wichtige Rolle. Die durch die Medien und die Presse hervorgehobenen Lebensmitteltrends im Supermarkt lenken uns in eine bestimmte Richtung. Diese Informationsflut beeinflusst unser Glaubenssystem und erzeugt unterschiedliche Emotionen im Zusammenhang mit Lebensmitteln und dem allgemeinen Wohlbefinden.

Schlechte Darmbakterien werden mit Depressionen in Verbindung gebracht

Jüngste Forschungsstudien haben einen Zusammenhang zwischen unserem emotionalen Zustand und dem Zustand unserer Darmbakterien festgestellt. Die Diät von Dr. Naram ist deshalb so effektiv, weil die meisten Menschen bereits nach 4-5 Tagen gesunder Ernährung eine Verbesserung ihrer Stimmung feststellen können! Warum ist das so?

Tierstudien deuten stark darauf hin, dass Darmbakterien (auch Mikrobiom genannt) eine wichtige Rolle bei Angstzuständen und traumabedingten Störungen spielen. Die Verpflanzung schlechter Bakterien von einer depressiven Maus auf eine gesunde Maus löste bei der zuvor gesunden Maus eine Depression aus. Die Übertragung gesunder Darmbakterien von einer gesunden Maus auf eine depressive Maus verbesserte die psychische Gesundheit der depressiven Maus. Die gute Nachricht ist, dass du keine Bakterientransplantation brauchst, um deine Depression zu lindern!

Zusätzliche Informationen (Englisch):

-The Gut Microbiome and Mental Health: Implications for Anxiety- and Trauma-Related Disorders - PubMed (nih.gov)

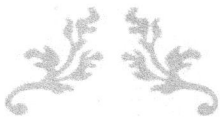

Wenn du diese leise, kleine Stimme in dir hörst, die dir sagt, dass du ZUCKER oder eine Limonade oder Kuchen oder Kekse brauchst, frage dich, ob die Bitte von deinem DARM oder deinem GEHIRN kommt. Wenn du anfängst, deinen Zuckerkonsum einzuschränken, werden deine Gelüste wahrscheinlich nachlassen und vielleicht sogar ganz verschwinden! Iss eine Feige, eine Dattel, einen Apfel oder etwas Ähnliches und versuche, den Heißhunger zu überwinden, ohne ihm nachzugeben!

„Schaffe eine starke Verdauung und verbessere deine Immunität mit den kraftvollen alten Siddha-Veda-Prinzipien, um dein Leben für immer zu verändern."

~ Meister Baba Ramdas
Von Dr. Pankaj Naram so weitergegeben.

Probiere einfach diese neue Art der Ernährung aus und finde heraus, ob du deine Abhängigkeit von Lebensmitteln, die Unbehagen, Angst oder Depressionen verursachen, überwinden kannst.

Die Forschung zeigt, dass Heilkräuter, die seit Tausenden von Jahren in Siddha-Veda und Ayurveda verwendet werden, heilende Eigenschaften haben, die eine präbiotische Wirkung haben und die nützlichen Mikroben in unserem Darm vermehren. Gleichzeitig scheint es, dass sie auch die Zahl der schädlichen Bakterien reduzieren. Das sind die gleichen schlechten Darmbakterien, die die Neurotransmitter im Gehirn kapern und Heißhunger auslösen.

Diese neuen Erkenntnisse über die Kraft von Kräutern - die sowohl präbiotische als auch postbiotische gesundheitsfördernde Fähigkeiten haben - geben uns ein besseres Verständnis dafür, wie unser Verdauungssystem funktioniert und welche Rolle es bei Depressionen oder unserem Wohlbefinden spielt.

Wenn wir die schlechten Bakterien aushungern, indem wir auf raffinierten Zucker verzichten und gleichzeitig diese kraftvollen Kräuter zu uns nehmen, können wir im Laufe der Zeit Schmerzen und Entzündungen reduzieren und ein Gefühl von Frieden und Ruhe entwickeln.

Empfehlungen für den Einstieg

Ziel dieses Kochbuchs ist es, dir zu einer gesunden Verdauung und einem starken Immunsystem zu verhelfen. Selbst wenn du anfangs nur eine oder zwei der Empfehlungen befolgen kannst, wirst du feststellen, dass du mit der Zeit mehr Änderungen einbauen kannst. Es ist wichtig, konsequent zu sein, aber vergiss bitte nicht, dein Essen zu genießen, dein Leben zu genießen. Gehe in die Natur und lerne, innezuhalten und einfach nur zu sein. Atme. Sei jeden Tag dankbar!

Wo fange ich an?

Beginne mit der Bestimmung deines Doshas (siehe Dosha Quiz auf Seite 184), um dein derzeitiges Ungleichgewicht zu ermitteln. Wähle die Lebensmittel aus, die dir helfen, wieder ins Gleichgewicht zu kommen. Mit einer 7-Tage-Entgiftung kannst du deinen Körper von schlechten Bakterien befreien, die so schlau sind, dass sie dich davon überzeugen können, dass du Zucker haben musst! Sobald sie aufgrund des Zuckermangels absterben, wird es viel einfacher!

Vielleicht ist ein Teelöffel Ghee am Morgen genau das Richtige, um die Verdauung, die Beschaffenheit deiner Haut, deine Arterien und vieles mehr zu verbessern! Oder probiere das Energie-Power-Frühstück auf Seite 40, um den Extra-Kick zu bekommen, den du morgens vermisst hast.

Benutze das Vergib-und Vergiss-Marmaa (linke Hand, Weichteilgewebe zwischen Daumen und Zeigefinger: 6 Mal drücken, bis zu sechs Mal täglich). Es wird dir helfen, durchzuhalten und weiterzumachen und vielleicht wird es morgen besser! Und wenn du einen guten Tag hast, dich selbst und andere liebst, klopfe sechsmal mit der rechten Hand auf die linke Brustseite über deinem Herz und sage: „Gut gemacht!"

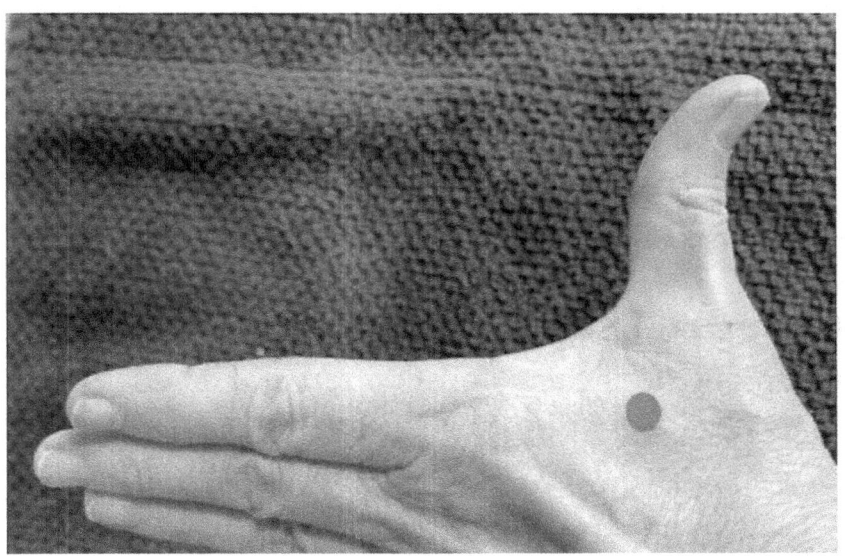

Vitamine und Mineralien

Oft sind Menschen in völliger Panik und zeigen sich besorgt über die jüngsten Vitaminwerte im Blutbild oder über irgendeine Form von Mineralstoffmangel oder Toxizität. Lass uns das Thema Vitamine und Mineralien aus der Sicht der Siddha-Veda-Linie von Dr. Pankaj Naram betrachten. In den alten Lehren des Siddha-Veda liegt der

Schwerpunkt auf der vollständigen und richtigen Verdauung der Nahrung und der Vermeidung von toxischen Ansammlungen (Aam), nicht auf der Menge der in der Nahrung enthaltenen Vitamine und Mineralien. Ein korrekter und vollständiger Verdauungsprozess wiederum garantiert das Gleichgewicht der Doshas (Konstitution) des Körpers.

Jedes Nahrungsmittel hat seine eigenen Merkmale und Eigenschaften. Nach den alten Siddha-Veda-Prinzipien zum Beispiel sind die Eigenschaften von Milch und Milchprodukten schwer, kalt und schleimbildend, oder wir können sagen, dass sie ein Ungleichgewicht des Kapha-Dosha erzeugen. Fermentierte und saure Lebensmittel sind säurehaltig und erzeugen daher ein Ungleichgewicht des Pitta-Dosha. Trockene und rohe Lebensmittel haben entzündliche Eigenschaften und erzeugen ein Ungleichgewicht des Vata-Dosha.

Mit anderen Worten: Der Zweck des Essens besteht darin, dass die Eigenschaften der Nahrung dazu beitragen, die drei Doshas Vata, Pitta und Kapha auszugleichen und nicht dazu führen, dass sich im Körper noch mehr Giftstoffe in Form von unverdauter Nahrung ansammeln. Der Vitamin- oder Mineralstoffgehalt der Nahrung kann dem Körper nur dann zugute kommen, wenn die Nahrung vollständig verdaut und verstoffwechselt wird und der Ausscheidungsprozess regelmäßig und erfolgreich verläuft.

Was willst du?

Willst du weniger Bauchschmerzen haben? Eine schlankere Taille? Besseren Schlaf in der Nacht? Oder einfach die beste Version deiner selbst sein?

Eines der wichtigsten jahrtausendealten Geheimnisse kann dir helfen, herauszufinden, was du willst. Was willst du - von deinem Körper, von deinem Geist, von deinen Gefühlen, von deinem Leben?

Doch was ist, wenn du nicht weißt, was du willst?

Dr. Narams Marmaa-Shakti-Geheimnis, um herauszufinden, was du willst: (siehe auch *Jahrtausendealte Geheimnisse eines Meisterheilers*, S.151)

1. Schließ deine Augen und stell dir einen weißen Rahmen vor deinem rechten Auge vor.

2. Drücke mit Daumen und Zeigefinger der linken Hand sechsmal auf den oberen Teil des Zeigefingers der rechten Hand und frage dich: „Was will ich?"

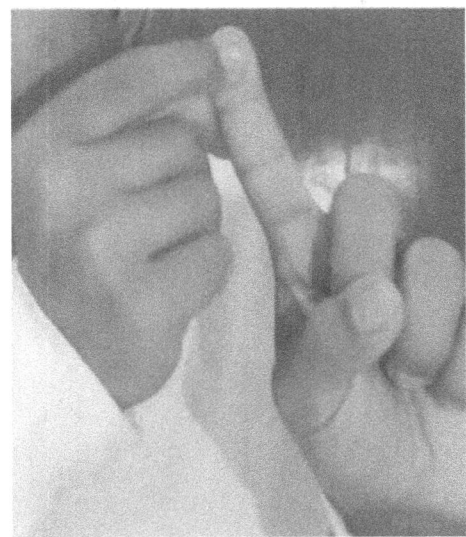

3. Wenn du eine Antwort bekommst, schreibe sie in dein Tagebuch, klopfe dir dann sechsmal aufs Herz und sage: „Gut gemacht! Gut gemacht!"

4. Nutze den gleichen Prozess und frage dich, was du speziell für deinen Körper willst. Pass auf, dass du bestimmst, was du WILLST, und nicht, was du nicht willst, was unsere natürliche Tendenz ist.

5. Was wünscht du dir für deinen Geist? Mehr Ruhe und Frieden oder mehr Energie und Kreativität? Das gleiche Marmaa kann auch dabei helfen.

6. Wie sind deine Gefühle? Auf und ab, flach, sprunghaft, gedämpft oder etwas anderes? Sagst du dir, „Ich bin müde" und gähnst dann? Müde zu sein ist ein Gefühl. Was wünscht du dir von deinen Emotionen?

7. Was wünschst du dir von deinem Leben? Mehr Kreativität, mehr Stabilität? Mehr Flexibilität? Finde mit Hilfe des Marmaas heraus, was du willst, und schreibe es auf.

Dr. Pankaj Naram

Ist dein Essen
GEFROREN
KONSERVIERT
VERARBEITET
TOT

Dann fühlst du dich:
GEFROREN
KONSERVIERT
VERARBEITET
TOT

~ Dr. Pankaj Naram

Grundbegriffe

Aam: Aam ist die Bezeichnung für Giftstoffe im Körper, die durch unverdaute Nahrung, aufgenommene Schadstoffe oder emotional und geistig belastende Erfahrungen entstehen. Ein Zuviel an Aam führt dazu, dass unsere Körpersysteme verstopfen oder blockieren, weil es von unseren natürlichen Systemen nicht ausgeschieden wird. Es führt zu einer Gärung und damit zu einem Ungleichgewicht aller drei Doshas. Aam (toxisches Material) ist der fruchtbare Boden für die Entwicklung von Krankheiten. Es hat keine nützliche Funktion im Körper, es richtet nur Schaden an und sollte am besten vermieden und entfernt werden.

Agni: Agni (Enzyme und Hormone) ist das Stoffwechsel- oder Verdauungsfeuer. Es hilft, alles was wir essen zu verdauenund wandelt es in Nährstoffplasma und Fäkalien um. Die Lymphe und der Blutstrom nehmen das Nahrungsplasma auf und wandeln es mit Hilfe von Dhatu Agni (Stoffwechselfeuer oder -enzyme) in verschiedene Gewebe (Dhatus) um.
Da jede Körperfunktion auf Umwandlungsprozessen beruht, die wiederum von Agni unterstützt wird, sind alle unsere Körper-funktionen beeinträchtigt, wenn Agni vermindert ist.

Dhatus: Es gibt sieben Dhatus (Gewebe) im Körper, nämlich Plasma, Blut, Muskeln, Fett, Knochen, Knochenmark und Fortpflanzungsflüssigkeit.

Doshas: bestehen überwiegend aus 5 Elementen: Erde, Wasser, Feuer, Luft und Raum (Äther). Siddha-Veda legt nahe, dass diese Doshas (Kapha, Vata und Pitta) die primären Qualitäten oder Prinzipien sind, die den menschlichen Körper regulieren.

- **Kapha:** Kapha setzt sich aus Wasser und Erde zusammen und ist für die Struktur des Körpers, die Verjüngung, die Stabilität, die Energie und die Aufrechterhaltung der Immunität verantwortlich. Ist es unausgewogen, führt dies zu Lethargie, Überwucherung, Verstopfung und Schleimbildung. Herzkrankheiten zum Beispiel werden mit Stauungen in den Arterien in Verbindung gebracht.

- **Pitta:** besteht aus Feuer und Wasser. Es ist für die Verdauung, den Stoffwechsel, die Absorption, die Transformation und die Regulierung der Körpertemperatur verantwortlich. Wenn es im Ungleichgewicht ist, verursacht es Hautprobleme, Übersäuerung und entzündliche Störungen im Körper, aber auch übermäßigen Ärger, Reizbarkeit, und Frustration.

- **Vata:** besteht aus Luft und Raum. Es ist verantwortlich für jede geistige, emotionale und körperliche Bewegung, einschließlich Darm- und intrazelluläre Bewegungen, Gelenk- und Muskelbewegungen, Gedankenprozesse, Blut-, Luft- und Nahrungsbewegungen. Wenn

Vata im Ungleichgewicht ist, stört es die Bewegung und verursacht Zittern, Steifheit in den Gelenken und Schmerzen, Angst, Furcht, Schlaflosigkeit, Energiemangel, Degeneration, einen überaktiven Geist und Konzentrationsschwäche.

Srotas: sind physische Kanäle im Körper, von großen Kanälen wie dem Verdauungstrakt bis hin zu mikroskopisch kleinen, zellulären Kanälen. Durch die Srotas fließen Blut, Schweiß, Bauchspeicheldrüsenflüssigkeit, Sperma und Fäkalien. Auf diese Weise erreichen die Nährstoffe unsere Zellen, und wir scheiden Abfallstoffe aus. Natürlich ist es für eine gute Gesundheit wichtig, diese Kanäle offen und flexibel zu halten.

Gunas: sind Gruppierungen von verschiedenen Energiequalitäten, die Sattva (Güte, Reinheit, Licht), Rajas (Energie, Leidenschaft, Geburt) und Tamas (Dunkelheit, Zerstörung, Tod) sind. Sie definieren und reflektieren unsere Gesundheit, unser Verhalten, unser Denken und unsere Ernährung.

Ojas: ist die pure Rohenergie, die für die Aufrecht-erhaltung des Immunsystems unseres Körpers unerlässlich ist. Sie wird am Ende des Umwandlungsprozesses erzeugt. Gesundes Gewebe (Dhatus) und Immunität (Ojas) fördern positive Emotionen, Immunität, Vitalität, Kraft, Gesundheit, Anti-Aging, schnelle Genesung von chronischen Problemen, Enthusiasmus und einen ruhigen Geist.

Körperfunktionen verstehen

Dr. Pankaj Naram glaubte, dass jede Krankheit mit einer schwachen Verdauung und einem schwachen Stoffwechsel (niedriges Agni) beginnt. Dadurch entstehen Aam (Giftstoffe) und überschüssiges Dosha (Ungleichgewicht). Überschüssiges Dosha und Aam blockieren Kanäle und Körperfunktionen. Schließlich wird das Gewebe unterernährt, und es entsteht eine Krankheit.

Der Schlüssel zur Transformation liegt in der Anwendung der sechs Instrumente des Siddha-Veda - d.h. Ernährung, Hausmittel, Lebensstiländerungen, Panchakarma (Entgiftung), Kräuterformeln und Marmaa Shakti, um Ungleichgewichte an der Wurzel zu beseitigen. Dieser ganzheitliche Ansatz unterstützt auf erstaunliche Weise das gesamte System und stellt auf natürlichem Weg eine lang anhaltende Gesundheit her.

Ratschläge für einen gesunden Lebensstil

Siddha-Veda lehrt, dass Nahrung Medizin ist.

Nahrung ist eine Quelle des Lebens, und die Verdauung ist die Grundlage der Gesundheit. Ein primäres Zeichen für gute Gesundheit ist, dass dein Agni gut funktioniert, was die Voraussetzung für eine effiziente Verdauung der Nahrung ist. Dadurch wird sichergestellt, dass alle notwendigen Nährstoffe in jede Zelle gelangen und gleichzeitig alle Abfallprodukte vollständig verbrannt werden, ohne dass es zu Ablagerungen von Giftstoffen im Körper kommt.

Laut Siddha-Veda gibt es keine guten oder schlechten Lebensmittel, sondern nur solche, die für DICH gut oder schlecht sind. Ob ein Nahrungsmittel für dich gut oder schlecht ist, hängt von deiner Konstitution ab, genauer gesagt davon, welche(s) Dosha(s) in deinem Körper vorherrscht/vorherrschen.

Dieser Ernährungsansatz konzentriert sich auf den Ausgleich der Doshas, die Reduzierung von Aam, die Erhöhung von Agni und die Ernährung der Gewebe (Dhatus) und des Immunsystems. Da es viele Variablen gibt, wie die Doshas auszugleichen sind, insbesondere wenn sich Ungleichgewichte in Form einer Krankheit oder bestimmter Symptome manifestiert haben, empfehlen wir, den Empfehlungen eines geschulten Arztes der Jahrtausendealten Geheimnisse zu folgen, anstatt nur eine Dosha-ausgleichende Diät zu befolgen.

Ändern der Gewohnheiten

Die Änderung unserer Essgewohnheiten braucht Zeit. Unsere Ernährungsgewohnheiten sind für unser Selbstverständnis von zentraler Bedeutung - gesellschaftlich, kulturell und historisch gesehen. Um mit der Veränderung zu beginnen, braucht es etwas Mut und Engagement, da mentale und emotionale Energie aufgebracht werden muss.

Am Anfang kann es schwierig sein, neue Rezepte zu finden und mit dem Kauf, der Zubereitung und dem Verzehr ungewohnter Lebensmittel zu experimentieren.

Wenn eine schnellere Heilung, eine bessere Gesundheit und eine höhere Lebensqualität der Lohn dafür sind, verleihen diese Vorteile die Energie und den Enthusiasmus, weiterzumachen. Wir experimentieren weiter, entdecken, was für uns funktioniert und was nicht, und werden selbstbewusst genug, um einige unserer neu entdeckten Rezepte mit der Familie und Freunden zu teilen.

Wie du isst, ist genauso wichtig wie das, was du isst, denn die Qualität der Verdauung (Agni) wird durch den Zustand von Geist, Emotionen und Umgebung beeinflusst. Um Heilung und gute Gesundheit zu fördern, wird empfohlen, dass du:

- zu regelmäßigen Zeiten isst - keine Zwischenmahlzeiten
- Langsam isst und gut kaust
- Nur isst, wenn du hungrig bist, und nur soviel, dass du ‚angenehm' satt bist
- Einen kurzen Spaziergang machst oder dich 10 Minuten nach dem Essen auf die linke Seite legst, um die Verdauung zu fördern.

Was du essen solltest:

- Frische, saisonale und lokal angebaute Lebensmittel
- Warme, suppige, frische, gekochte Lebensmittel statt kalter, abgestandener, eingemachter, roher oder trockener Lebensmittel
- Ghee (kein Butterschmalz), Kräuter (Basilikum, Sellerie usw.) und Gewürze (Knoblauch, Ingwer, Kreuzkümmel, Zimt, Kardamom, Kurkuma, schwarzer Pfeffer usw.), die die Verdauung fördern.

Vata und Pitta: Zu vermeidende Lebensmittel:

- Schwer verdauliche Nahrungsmittel wie Weizen, Fleisch (insbesondere rotes Fleisch) und raffinierter Zucker. Diese Nahrungsmittel verringern das Verdauungsfeuer (Agni) stark und produzieren Schleim und Giftstoffe (Aam).
- Auch frittierte Speisen sind schwer verdaulich und erhöhen das Vata stark. Falls Fleisch gegessen wird, sollte man sich an weißes Fleisch halten wie zum Beispiel Huhn und Pute.
- Fisch ist ein Nahrungsmittel, das Hitze erzeugt und Pitta erhöht, kann aber gelegentlich genossen werden. Wenn man Fisch isst, sollte man eher Süßwasserfisch als Meeresfrüchte wählen.
- Saure Lebensmittel wie Tomaten, alle sauren Früchte (Orangen, Ananas, Grapefruits usw.) und Essig erhöhen Kapha und Aam, und führen zu Reizungen im Hals.

- Fermentierte oder gärungsfördernde Lebensmittel wie Joghurt, Alkohol, Hartkäse und hefehaltige Lebensmittel wie Marmite, Sojasauce und Bier. Alle fermentierten Lebensmittel sind von Natur aus sauer und haben daher Kapha- und Pitta-erhöhende Eigenschaften.
- Rohes Gemüse, gekeimte Bohnen und blattgrüne Salate sind schwer verdaulich, kühlend und erzeugen Kapha/Vata. Schwarze Bohnen, Puff- und Kidneybohnen, Kichererbsen, Kohlrabi, Rosenkohl und Kohl sollten von den meisten Menschen vermieden werden, auch gekocht.
- Eiskalte Speisen und Getränke sind ‚Killer' für das Verdauungsfeuer. Sie sollten am besten völlig vermieden werden.
- Ebenso Fertiggerichte, Konserven und Mikrowellengerichte! Sie haben kaum Nährwert, schwächen das Verdauungsfeuer und erzeugen Giftstoffe im Körper.
- Außerdem Milchprodukte, Milch, Sojamilch, vermeiden, und süße Früchte, Avocado, Bananen, Beeren, Melone, Trauben, Pfirsiche, Birnen und Pflaumen reduzieren.

Vata/Pitta-Konstitution sollte mehr gekochtes Gemüse, Kürbisse und Squash (Gartenkürbis), Mung, Mung dal (oder Dahl), Linsen und gekochtes grünes Blattgemüse essen. Vermeide Tomaten, Paprika, Auberginen, gemahlene Nüsse (Erdnüsse), Zitronen, Limetten, Grapefruits, Chili und scharfe Lebensmittel.

Kapha: Zu vermeidende Lebensmittel:

- Schwer verdauliche Nahrungsmittel wie Weizen, Fleisch (insbesondere rotes Fleisch) und raffinierter Zucker. Diese Nahrungsmittel verringern das Verdauungsfeuer (Agni) stark und produzieren Schleim und Giftstoffe (Aam).
- Frittierte Lebensmittel sind ebenfalls schwer zu verdauen und erhöhen Vata und Kapha.
- Saure Lebensmittel wie Tomaten, alle sauren Früchte (Orangen, Ananas, Grapefruits usw.) und Essig erhöhen Kapha und Reizungen im Hals und verstärken Aam.
- Fermentierte oder gärungsfördernde Lebensmittel wie Joghurt, Alkohol, Hartkäse und hefehaltige Lebensmittel wie Marmite, Sojasauce und Bier. Alle fermentierten Lebensmittel sind von Natur aus sauer und haben daher Kapha- und Pitta-erhöhende Eigenschaften.
- Rohes Gemüse, gekeimte Bohnen und blattgrüne Salate sind schwer verdaulich, kühlend und erzeugen Kapha/Vata. Schwarze Bohnen, Puff- und Kidneybohnen, Kichererbsen, Kohlrabi, Rosenkohl und Kohl sollten von den meisten Menschen vermieden werden, auch gekocht.
- Eiskalte Speisen und Getränke sind ‚Killer' für das Verdauungsfeuer und erhöhen in hohem Maße das Kapha.

- Vermeide Fertiggerichte, Konserven und Mikrowellengerichte! Sie enthalten keine Lebenskraft (Prana), schwächen das Verdauungsfeuer und erzeugen Giftstoffe im Körper.

- Außerdem sämtliche Milchprodukte, Milch, Sojamilch vermeiden und alle süßen Früchte, Avocado, Bananen, Beeren, Melone, Trauben, Pfirsiche, Birnen und Pflaumen reduzieren.

Wenn du eine Kapha-Konstitution hast: Iss mehr Gemüsesuppen. Würze deine Speisen mit Kurkuma, schwarzem Pfeffer, Knoblauch und Asafoetida (Hing).

Frühstücksoptionen

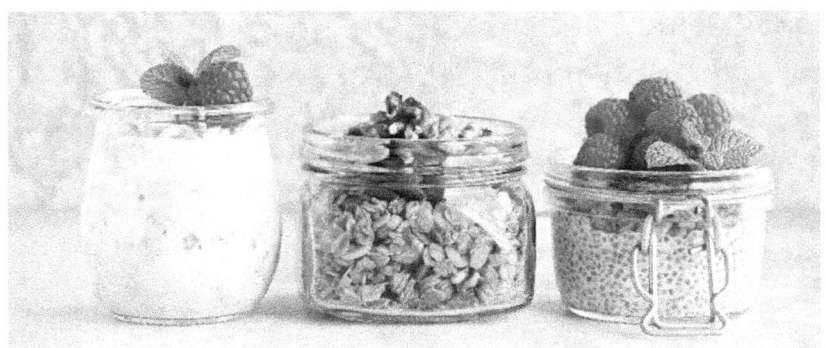

- Energie Powerfrühstück - Dr. Naram
- Mungbohnen oder Kitchari
- Instant Haferflocken oder Schmelzflocken mit Rosinen oder Cranberries (Moosbeeren)
- Porridge (Haferbrei) (mit Mandelmilch) mit Zimt und Kardamom
- Rührei
- Gemüseomelet
- Glutenfreie Muffins
- Süße Früchte (gedünstete Bioäpfel, -birnen oder -pfirsiche mit Gewürznelken)
- In Ghee fritierte Bananenscheiben mit Zimt und Gewürzen
- Eiweiß- und Gemüseshakes

Energie Powerfrühstück

- Dr. Pankaj Naram

Zutaten:

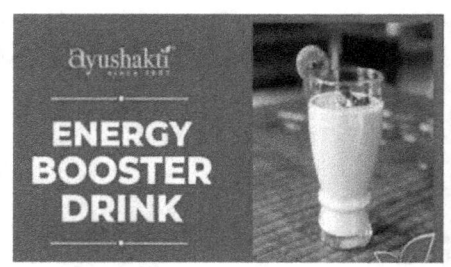

- 4 kleine Datteln oder 1 Feige
- 2-4 blanchierte Mandeln
- 2 ganze Kardamomkapseln
- 1 Teel. Fenchelsamen
- 1/2 Teel. Ghee

Zubereitung:

Weiche alles außer dem Ghee über Nacht ein.

Kardamom und Mandeln abtropfen lassen und schälen. Füge ein halbes Glas Wasser und Ghee hinzu. Alles zusammenmischen und trinken oder solange kauen, bis es flüssig wird.

***Dieses Frühstück hält deine Energie den ganzen Tag über hoch. Die Datteln und Mandeln liefern Energie und Nährstoffe voller Eisen, Kalium, Eiweiß und B-Vitamine. Fenchel und Kardamom erhöhen die Verdauungsenergie. Frühstücke später nur, wenn du wirklich hungrig sind.

Pfannkuchen mit Roter Bete und Fingerhirse

- Shilpi Gupta

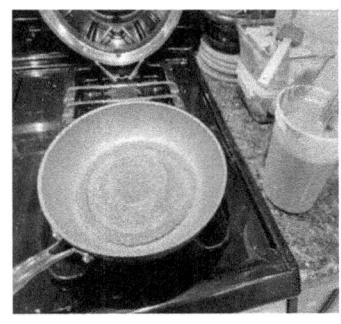

Die Hintergrundgeschichte... Nach meinem 100-Tage-Kurs in Jahrtausendealten Geheimnissen und der 30-tägigen Entgiftung wollte ich bewusst gesunde Entscheidungen treffen und suchte ständig nach Möglichkeiten, Mungbohnen und andere gesunde Zutaten in meine Küche zu integrieren. Als ich nach Wegen suchte, Rote Bete in den Speiseplan zu integrieren, fand ich dieses Rezept mit Fingerhirse. Das Beste daran ist, dass meine Kinder diese Pfannkuchen lieben und was will ich mehr?

Man kann also den Mungbohnen-Pfannkuchen durch die Zugabe von Roter Bete und Fingerhirse-Mehl (Ragi-Mehl) verfeinern.

Zutaten:
- 4 kleine geschälte und gekochte Rote Bete
- 1 Tasse eingeweichte Maisbohnen
- 1 Tasse Fingerhirse (Ragi) Mehl
- Salz nach Geschmack
- Grüne Chilis 2-3 oder nach Verträglichkeit
- Curryblätter 15-20
- 2 TL Kreuzkümmelsamen
- Ghee, Avocado- oder Kokosnussöl

Zubereitung:

Alle Zutaten so lange mixen, bis ein Teig entsteht, der sich leicht in der Pfanne verteilen lässt. Wenn er dickflüssig wird, langsam Wasser hinzufügen. Wenn er zu flüssig ist, Ragi-Mehl hinzufügen, um die gewünschte Konsistenz zu erreichen.

Etwas Ghee, Avocado- oder Kokosnussöl in einer Pfanne oder einem flachen Topf erhitzen. Einen Löffel voll in die Pfanne geben und mit Liebe verteilen. Ein paar Minuten auf beiden Seiten braten und mit der Familie genießen.

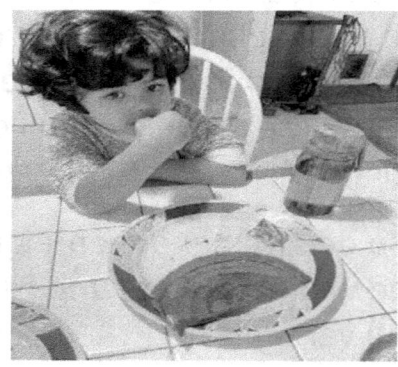

Hirsebrei mit Kardamom und Beeren-kompott

- *Punam Patel*

Ich liebe dieses Rezept; es ist wärmend und leicht, und mit Beeren und Pistazien und einem Hauch von Kardamom ein Genuss. Ich habe eines Tages mit übrig gebliebener Hirse experimentiert und es ist großartig geworden.

Zutaten:

- ½ Tasse Hirse
- 1 Tasse Hafermilch (oder Milch nach Wahl)
- ½ Tasse Blaubeeren/ Erdbeeren
- ½ TL gemahlener Kardamom
- 1 Esslöffel Ahornsirup
- ½ Teelöffel Vanille
- 1 Prise Salz
- 5-6 gehackte Pistazien

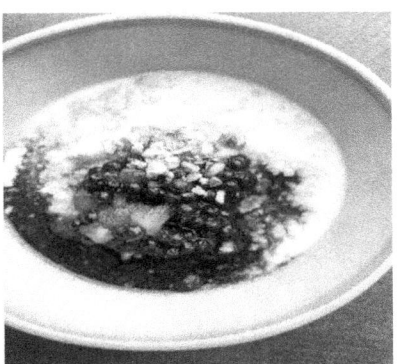

Zubereitung:

1. Die Hirse mit 1 Tasse Wasser zum Kochen bringen und dann etwa 15 Minuten zugedeckt köcheln.

2. In einem separaten Topf die Beeren, Ahornsirup und Vanille hinzufügen und erhitzen.

3. Sobald die Hirse gekocht ist, Milch hinzufügen und auf mittlerer Flamme erhitzen. Eine Prise Salz und Kardamom hinzufügen und weiter rühren.

4. Die Hirsemischung in eine Schüssel umfüllen, das Beerenkompott darüber geben und mit den gehackten Pistazien bestreuen.

5. Wenn du es süßer magst, kannst du noch etwas Honig hinzugeben.

Pfannen-Kuchen

- Ken Wolkoff @2023 Ken Wolkoff

Zutaten:
- 1 Tasse Gerstenmehl
- 1 Tasse Mischung aus Reis, Hafer, und Gerste und wahlweise Nüsse wie Mandeln, Pekan- oder Macademianüsse
- ½ Teel. Zimt
- ¼ Teel. Muskatnuss
- ¼ Teel. Kardamom
- 40 Tropfen Vanilleextract
- ¼ Teel. Salz
- 1 Essl. Backpulver
- Süßungsmittel (Ahornsirup, Jaggery, und/oder Stevia, etc.)
- (falls gewünscht) Pfeilwurz, Tapioka oder Chiasamen für etwas Feuchtigkeit und Konsistenz
- ½ Tase Blaubeeren, Kirschen, Erdbeeren, Himbeeren, Bananen, Äpfel, etc. Man kann auch Kokosnussflocken oder Schokosplitter hinzufügen.
- ½ Tasse Rosinen
- Kokosnussöl zum Einfetten der Pfanne (nur sehr wenig)

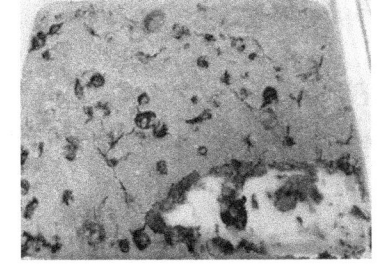

- 225 ml Kokosmilch (1 ganze Kokosnuss, deren Fleisch zu einer Creme verarbeitet wurde, oder 1 kleine Dose Bio-Kokosmilch)
- Wasser nach Bedarf

Zubereitung:

Diese Kreation begann mit der Liebe zu Blaubeer-Buchweizen-Pfannkuchen. Eines Tages beschloss ich, statt die Pfannkuchen mühsam zu wenden, die ganze Schüssel mit dem Teig in eine große Glaspfanne zu gießen. Ich kochte den Boden leicht auf dem Herd und stellte dann die ganze Pfanne in den Ofen, um sie von oben nach unten zu garen, denn das Wenden war nicht möglich. Das war die Geburtsstunde des Pfannen-Kuchens, der sich mit Muffins, Kuchen und Pfannkuchen überschnitt, viel einfacher herzustellen war und bei einer niedrigeren Temperatur gegart werden konnte. Es folgten viele Variationen und Kombinationen, und wie bei den meisten guten Grundrezepten gibt es viel Raum für Ergänzungen und Kreativität.

Alle trockenen Zutaten mischen. Ich stelle die Grundmehlmischung aus ganzen Körnern im Vitamix™-Kornaufsatz her. Die Früchte, Rosinen sowie die Nussstücke, Kokosflocken, Schokoladenchips oder was immer du möchtest in eine Rührschüssel geben. Die Kokosmilch hinzugeben und gründlich umrühren. Bei Bedarf Wasser hinzufügen. Die Konsistenz sollte so sein, dass der Teig langsam aus der Schüssel fließt. Es sind viele verschiedene Konsistenzen möglich, und jede hat eine etwas andere Kochzeit und Endkonsistenz.

Die Pfanne mit Kokosöl bestreichen (mit einem Spatel verteilen) und den Teig hineingeben. Leicht auf die Pfanne klopfen oder mit einem Spatel den Teig gleichmäßig verteilen. Auf der Herdplatte kochen, bis ein paar Blasen aufsteigen oder ein wenig Dampf zu sehen ist.

Eine zweite Garmethode verwendet eine flache Glasauflaufform. Mit Öl bestreichen und den Teig einfüllen. Wie einen Kuchen bei ca. 135° C für etwa eine Stunde backen. Langsameres Garen bei niedrigeren Temperaturen führt zu einer gleichmäßigeren Durchdringung des Teigs und hat die Vorteile niedrigerer Temperaturen in Bezug auf die Ernährung. Später kann man Teile des Kuchens umdrehen und die ungekochte Seite kochen, vor allem, wenn er zu feucht ist. Wenn der Kuchen lange genug langsam gebacken wird, wird er trockener und kann wie Kekse oder Riegel verwendet werden. Er schmeckt hervorragend mit Butter und Ahornsirup wie traditionelle Pfannkuchen oder mit Schlagsahne oder Eis (Kokoseis ist mein Favorit).

Die Grundtechnik dieser Methode kann für die Zubereitung eines herzhaften Gerichts mit Zwiebeln, Knoblauch, Gemüse oder Bohnen, als Curry oder mit mexikanischen Gewürzen verwendet werden.

Millies Mungbohnen-Crêpes

- Millie Rogers

Zum Frühstück servieren mit gedünsteten Äpfeln und Zimt!

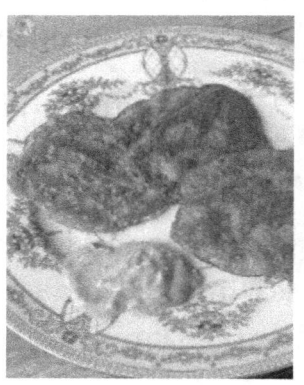

Zutaten:

- ½ Tasse Mungbohnen (über Nacht eingeweicht)
- 1 Tasse Almond Breeze-Mandelmilch
- 2 Eier
- 1 EL Ghee
- ⅛ TL Salz

Zubereitung:

Alle Zutaten miteinander vermischen. Mit einem Löffel in die (mit Ghee beschichtete) Pfanne geben.

Etwa 2 Minuten braten, bis sich kleine Löcher zeigen. Wenden und 1 Minute länger braten. Mit Apfelmus, Erdbeeren oder anderen Früchten oder mit Honig beträufelt servieren. Oder pikant mit Gemüse servieren.

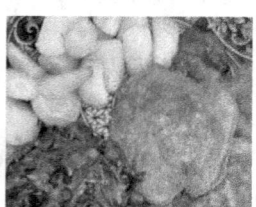

Photo Credit: Judy Lamar

Mungbohnen-Crêpes

- Shilpi Gupta

Zutaten:

- Etwas Ghee, Oliven- oder Avocadoöl
- 1 Tasse Mungbohnen (über Nacht eingeweicht)
- 2 grüne Chilis (optional)
- Salz zum Abschmecken
- 1 TL Kreuzkümmel
- 1 TL Ingwer-Knoblauch-Paste (reduziert Blähungen)
- 10-15 frische Curryblätter (ich liebe das Aroma)

Zubereitung:

Etwas Ghee, kaltgepresstes Olivenöl oder Avocadoöl oder eine Pfanne. Die Zutaten zu einer feinen, nicht zu dicken Masse verrühren, damit sie sich leicht verteilen lässt. Die Flamme auf mittlere Stufe stellen und nach dem Auslöffeln in die Pfanne mit der Rückseite des Löffels oder Spatels einen Kreis von etwa 15 cm formen.

Die Hitze reduzieren und den Teig 2-3 Minuten lang braten, bis er ganz braun ist (an der Oberfläche bilden sich Blasen). Vorsichtig mit einem Spatel umdrehen. An den Rändern andrücken, damit sich der ungekochte Teig verteilt. Bei mittlerer Hitze weitergaren, bis der Teig durchgebacken ist.

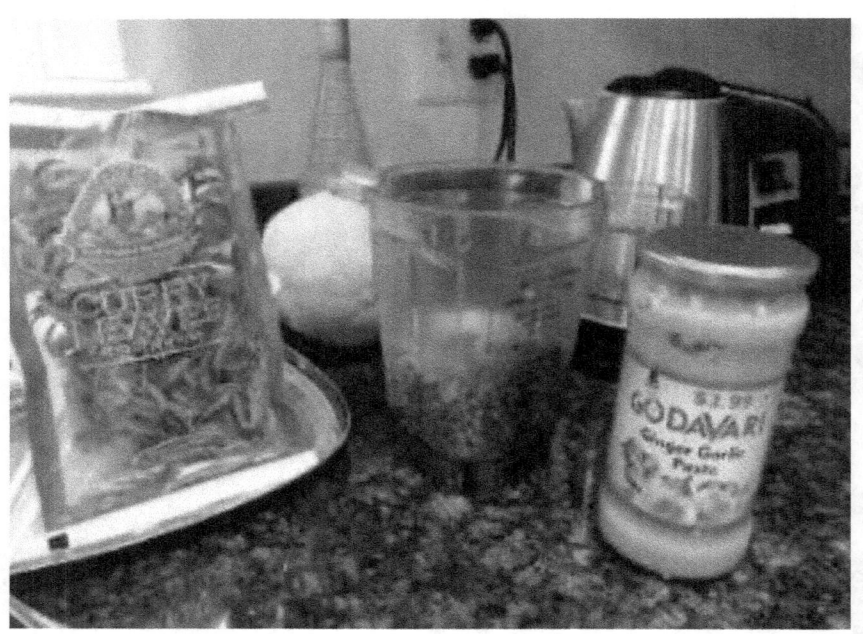

Rührei

- Carol Ray

2 Portionen

Nehme die frischesten Eiern, die verfügbar sind - aus Freilandhaltung, ohne Käfig, Bio-Eier usw.

Zutaten:

- 4 große oder 5 mittelgroße Eier, aufgeschlagen in einer tiefe Schüssel
- 4-5 TL gefiltertes kaltes Wasser
- 1 TL Ghee
- 2 EL gehackte gelbe oder weiße Zwiebel
- 1 TL gehackter Knoblauch
- 1 Handvoll frischer Spinat (optional)
- Salz und Pfeffer zum Abschmecken

Zubereitung:

In einer mit Ghee eingefetteten Pfanne das Ghee bei mittlerer Hitze schmelzen. Die Zwiebel, den Knoblauch und den Spinat in das geschmolzene Ghee geben. Das Wasser in die Schüssel mit den aufgeschlagenen Eiern geben und mit dem Schneebesen verrühren, bis alles gut vermischt ist. Die Eimischung in die Pfanne mit dem Ghee, den Zwiebeln und dem Knoblauch rühren.

Die Eier mit einem Spatel vorsichtig wenden, und auf allen Seiten fertig braten. Warm servieren.

Gedünstete Bio-Äpfel

- Carol Ray

Nimm einen Bio-Apfel und schneide ihn der Länge nach in Viertel. Zu jedem Apfelviertel zwei ganze Nelken geben und in etwa einer halben Tasse filtriertem Wasser in einem Topf zugedeckt 8-10 Minuten bei mittlerer bis niedriger Hitze kochen. Kerngehäuse und Gewürznelken entfernen. Wenn du Probleme mit der Verdauung hast oder eine Entgiftungskur machst, das Fruchtfleisch aus der Schale lösen und nur das Fruchtfleisch essen.

Lecker! Hauptgerichte

TRIDOSHA
GUT FÜR JEDEN

OHNE GLUTEN
OHNE MILCH
OHNE RAFFINADENZUCKER

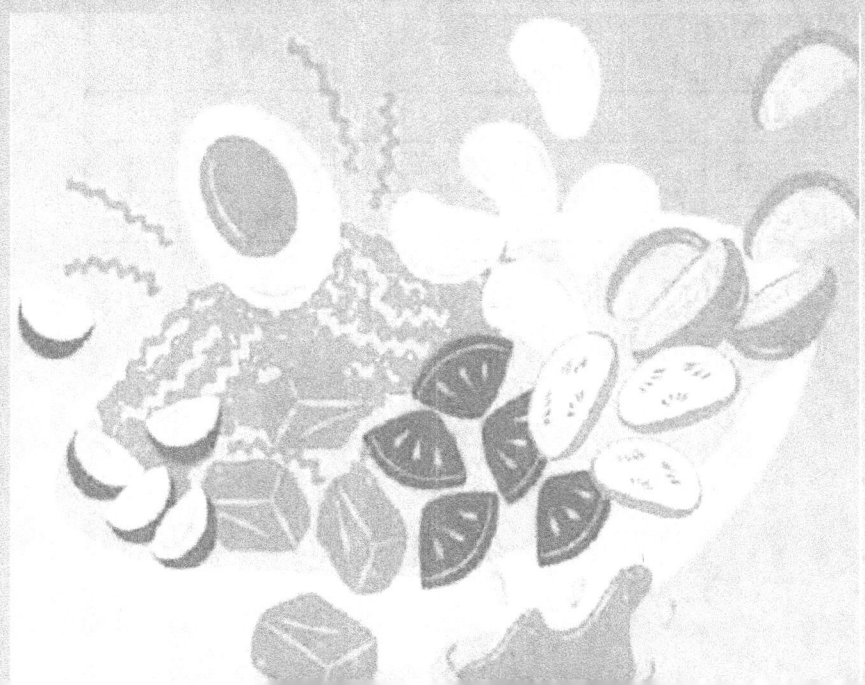

Nährwert von Mung

Hier ist ein unterhaltsamer Clip, in dem Dr. Giovanni Brincivalli über die Forschung und die gesundheitlichen Vorteile von ganzen grünen Mungbohnen spricht (auf English).
https://youtu.be/tpcZVFs_MiU

Name	Menge	% Tageswert
Kalorien	347 kcal	
Kohlenhydrate	62.6 g	23% DV
Fasern	16.3 g	58% DV
Zucker	6.6 g	
Fett	1.15 g	1% DV
Gesättigt	0.35 g	2% DV
Monoungesättigt	0.16 g	
Mehrfach ungesättigt	0.38 g	
Omega-3	0.03 g	
Omega-6	0.36 g	
Eiweiß	23.86 g	48% DV

https://fdc.nal.usda.gov/fdc-app.html#/food-details/174256/nutrients

Nährwert von Mung, gekocht

Eine Tasse (200 Gramm) gekochter Mungbohnen enthält (Reference):

Calories: 212
Fat: 0.8 grams
Protein: 14.2 grams
Carbs: 38.7 grams
Fiber: 15.4 grams
Folate (B9): 80% of the Reference Daily Intake (RDI)
Manganese: 30% of the RDI
Magnesium: 24% of the RDI
Vitamin B1: 22% of the RDI
Phosphorus: 20% of the RDI
Iron: 16% of the RDI
Copper: 16% of the RDI
Potassium: 15% of the RDI
Zinc: 11% of the RDI
Vitamins B2, B3, B5, B6 and selenium

Kalorien: 212
Fett: 0.8 g
Eiweiß: 14.2 g
Kohlenhydrate: 38.7 g
Fasern: 15.4 g
Folsäure (B9): 80% der empfohlenen Tagesmenge (RID)
Mangan: 30% der RID
Manganesium: 24% der RID
Vitamin B1: 22% der RID
Phosphor: 20% der RID
Eisen: 16% der RID
Kupfer: 16% der RID
Potassium: 15% der RID
Zink: 11% der RID
Vitamine B2, B3, B5, B6 und Selenium

Werde ein Meister der Mungbohnensuppe

- Werde ein Experte bei der Zubereitung der wunderbaren Mungbohnen-Suppe

- Hilft, alle drei Stoffwechseltypen oder Doshas auszugleichen: Vata, Pitta und Kapha.
- Starkes Entgiftungsmittel, hilft bei der Beseitigung von Aam (Toxizität)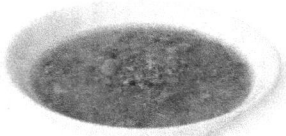
- Hat entzündungs- und krebshemmende Eigenschaften, hilft bei Diabetes, senkt Blutdruck und Cholesterinspiegel und ist besonders reich an Antioxidantien, und reich an Vitaminen und Mineralien.
- Beste Ernährung zur Beschleunigung der Heilung im Körper (empfohlen mit gekochtem grünem Gemüse)
- Ein großer Vorteil einer Entgiftung mit Mungbohnen ist, dass mas all die Lebensmittel, die einem Probleme verursachen, weglässt.
- Mungbohnen sind reich an verdaulichem Eiweiß und damit eine der besten pflanzlichen Eiweißquellen. Sie sind reich an essentiellen Aminosäuren (Aminosäuren, die der Körper nicht selbst herstellen kann) wie Phenylalanin, Leucin, Isoleucin, Valin, Lysin, und Arginin.
- Reich an löslichen Ballaststoffen und resistenter Stärke; fördert und verbessert die Verdauung.

Magische Mungbohnensuppe

- Millie Rogers, Utah, USA

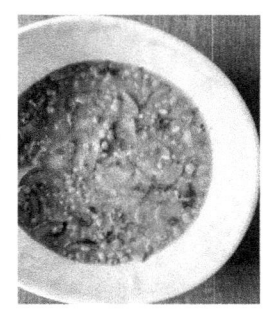

Unsere Familie fing an, Mungbohnensuppe zu essen, nachdem mein Mann George von seiner 30-tägigen Entschlackungskur in Indien zurückgekehrt war.

George kochte die Suppe, und wir aßen sie bestimmt zweimal in der Woche. Nach seinem Tod war es an mir, die Suppe zu kochen.

Ich stellte sicher, dass ich immer etwas Suppe zur Hand hatte, wenn Clint nach Hause kam. Als ich von der Schmerzfreiheit anderer hörte, beschloss ich, sie regelmäßiger zu essen. Nachdem ich 2-½ Tage lang nur Mungbohnensuppe gegessen hatte, merkte ich, dass meine Knie nicht mehr schmerzten, als ich zu Fuß zum Haus einer Freundin ging. Jetzt esse ich sie ein- bis zweimal am Tag.

Ich empfehle sie jedem, der Schmerzen hat.
- Millie Rogers (stolze Mutter von Dr. Clint G. Rogers).

Zutaten:

- 1 Tasse über Nacht eingeweichte Mungbohnen - mit 1 TL Backpulver. Gut abspülen.
- 2 Esslöffel Ghee
- 1 TL scharze Senfkörner

- 1 gehäufter EL gehackter Knoblauch
- 1 EL Ingwerpulver
- 1 Lorbeerblatt
- 1 TL Kurkuma
- 1 TL Koriander
- 1 TL Kreuzkümmel
- 1 TL Garam Masala
- 2 Messerspitzen Hing (Asafetida)
- 1 Tasse gehackte Zwiebeln
- 1 Tasse gehackte Karotten
- 2 Stängel gehackter Sellerie
- Andere Gemüsesorten nach Belieben hinzufügen
- 3 Stück Kokum, gehackt
- 7 Tassen Wasser
- 2-5 Gemüsebouillonwürfel (oder Hühnerbouillon) oder 2 TL. Vegeta Gewürzmischung (ohne MNG = Mononatriumglutatmat)
- Jede Menge Liebe hinzufügen

Viele dieser Zutaten können Online gekauft werden.

Zubereitung auf dem Herd:

1. Einen großen Topf erhitzen, Ghee hinzufügen und warten, bis es schmilzt.

2. Senfkörner und Lorbeerblatt hinzufügen und warten, bis die Senfkörner anfangen, aufzuplatzen.

3. Kurkuma, Asafoetida, Kreuzkümmel, Koriander und Garam Masala hinzufügen und umrühren. Wenn es zu trocken wird, etwas Wasser hinzufügen.

4. Knoblauch und Ingwer zugeben und gut verrühren, eine Minute kochen lassen.

5. Salz und schwarzen Pfeffer zugeben.

6. Das ganze Gemüse und den gewürfelten Kokum zugeben, gut verrühren und einige Minuten kochen lassen.

7. In der Zwischenzeit die eingeweichten Mungbohnen abspülen und in den Topf mit der gekochten Gewürzmischung geben. Umrühren und dann 7 Tassen Wasser hinzufügen. Brühwürfel oder das Gemüsebrühpulver hineingeben.

8. Das Ganze zum Kochen bringen und dann den Herd herunterschalten, so dass die Suppe leicht köchelt, und mit geschlossenem Deckel ca. 50 Minuten lang garen.

9. Sobald die Mungbohnen gekocht sind, abschmecken und falls nötig Salz hinzufügen. Zu diesem Zeitpunkt kann noch mehr heißes Wasser hinzugefügt werden, wenn du eine flüssigere Konsistenz bevorzugst. Nach Belieben zusätzliches Ghee hinzugeben.

*Zubereitung für den Schnellkochtopf (Instant Pot):

1. Wähle „Sautieren" auf deinem Instant Pot™ und füge dann das Ghee hinzu. Warte, bis es schmilzt.

2. Folge den Schritten 2-9 von oben.

3. Option "Schnellkochen" wählen, dann manuell 10 Minuten einstellen und „Start" drücken.

*Wenn du einen normalen Schnellkochtopf verwendest, erhitze ihn zunächst auf dem Herd und gib dann das Ghee hinzu. Folge dann den Schritten 2-9. 25 Minuten lang im Schnellkochtopf kochen oder gemäß den Anweisungen auf dem Schnellkochtopf.

Kitchari

- Carol Ray

Zutaten:

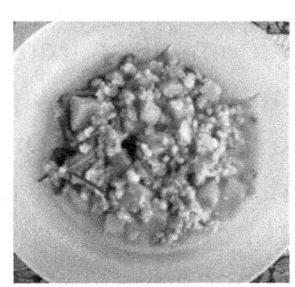

- ½ Tasse Basmatireis (zweimal gewaschen)
- ½ Tasse gespaltene Mungbohnen (Gelber Mung Dal) (zweimal gewaschen)
- 1 EL Ghee (kein Butterschmalz) oder Öl
- ½ TL schwarze oder braune Senfkörner
- ½ TL Kurkumapulver
- 1 Prise Asafoetida (Hing)
- ½ TL Kreuzkümmelpulver
- ½ TL Koriander
- 1 ½ TL frischer Ingwer, geschält und gehackt
- ½ TL frischer Knoblauch, geschält und gehackt
- 1 Tasse kleingehackte Bio-Karotten
- 1 Tasse kleingehackte Zwiebel
- 1 Tasse in Würfel geschnittene Süßkartoffeln
- 1 Tasse kleingehackter Bio-Sellerie
- 1-2 TL Mineral- oder Meersalz (je nach Geschmack)

Anleitung:

Einen Teekessel mit 5 Tassen Wasser auf mittlere Hitze stellen. In der Zwischenzeit das Ghee in einem großen, tiefen Topf erhitzen, die Gewürze hineingeben und warten, bis die Senfkörner aufplatzen. Etwa eine Minute lang anbraten, dann die geteilten Mungbohnen und schließlich den Reis hinzufügen. Umrühren, bis die Gewürzmischung alle Lebensmittel aromatisiert und gefärbt hat. 4 Tassen kochendes Wasser hinzugeben und das Ganze zum Kochen bringen. Nach 5 Minuten die Hitze auf Köcheln reduzieren und 30-35 Minuten kochen lassen, bis die Bohnen ganz weich sind. Etwas Salz hinzufügen, und evtl. mehr Wasser, falls du die Konsistenz einer Suppe bevorzugst.

Probiere verschiedene Gemüse und Gewürze aus, um Abwechslung zu schaffen. In den letzten 10-15 Minuten der Kochzeit kannst du Gemüse deiner Wahl hinzufügen.

*Diese Mengen können verdoppelt oder für mehr Geschmack oder andere Eigenschaften verändert werden.

Mungbohnen-Handvo

- Arati Malavalli-Majd

(Vegane Burger-Alternative) Mungbohnen-Handvo, ein vegan abgewandeltes Original-Gujarati-Rezept von Tarla Dalal, einer berühmten indischen Köchin, die mit dem Padma Shri ausgezeichnet wurde.

Kochzeit: 2 Stunden 55 Minuten; 2 Portionen

Zutaten:

- ¼ Tasse ganze grüne Mungbohnen
- ¼ Tasse gelbe, halbierte Mungbohnen
- ¼ Tasse Wasser, plus 1 extra TL Wasser
- 1 EL glutenfreies Mehl
- 1 ½ TL Besan- oder Kichererbsenmehl
- 1 EL feingehackter Koriander
- ½ Tasse gemischtes Gemüse (Karotten, grüne Erbsen, Brechbohnen), gehackt und gekocht
- 2-3 EL feingehackte Zwiebel
- 1 Prise schwarzer Pfeffer
- 1 Prise Kurkumapulver
- 2 EL Ghee
- 1 TL Senfkörner
- 1 TL Sesamkörner
- ¼ TL Asafetida (Hing)
- 1 TL. Fruchtsalz/Backpulver

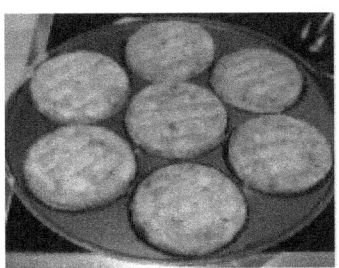

Zubereitung:

- Grüne und gelbe Mungbohnen über Nacht einweichen, abspüen und abtropfen lassen.

- Zusammen mit ¼ Tasse Wasser vermengen, in eine tiefe Schüssel geben und die Gewürze und Kräuter (außer Backpulver/Fruchtsalz, die später, und Senf, Sesam und Asafoetida, die erst vor dem Kochen hinzugegeben werden) hinzufügen und zu einer Paste vermengen. Das gemischte Gemüse und die fein gehackte Zwiebel, Pfeffer und eine Prise Kurkuma hinzugeben. Das Fruchtsalz und Wasser gleichmäßig über die Mischung geben und vorsichtig vermischen. Die Hälfte des Ghee in einer kleinen Pfanne erhitzen, Senfkörner, Sesamsamen und Asafoetida hinzufügen und einige Sekunden auf mittlerer Flamme anbraten.

- Die Hälfte des Teigs darüber gießen und gleichmäßig verteilen. Mit Deckel abdecken und auf mittlerer Flamme 10 Minuten backen oder bis der Boden goldbraun und knusprig wird. Den Handvo mit 2 großen flachen Löffeln vorsichtig anheben und auf die andere Seite drehen.

- Weitere 7-8 Minuten zugedeckt backen, bis der Teig eine goldbraune Farbe annimmt. Leicht abkühlen lassen und in gleich große Stücke schneiden. Den Vorgang für das zweite Handvo wiederholen. Mit einem selbstgemachten Dip nach Belieben servieren.

Quelle: Abgewandelt von: https://www.tarladalal.com/green-moong-dal-handvo-40125r

Weiße Zucchini-Basilikum Suppe

- Ronney Aden

Zutaten:

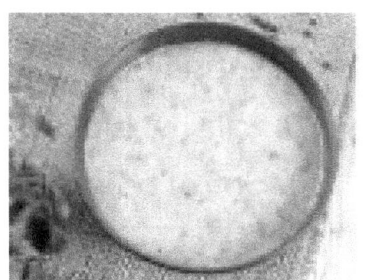

- 500 g weiße Zucchini (Bio)
- 1 Handvoll frische Basilikumblätter (Bio)
- 1 kleine Zwiebel (Bio)
- 1 Knoblauchzehe (Bio)
- ½ TL Kurkumapulver (Bio)
- ½ TL Kreuzkümmelpulver (Bio)
- ½ TL Korianderpulver (Bio)
- 1 Prise Asafoetida (Hing)
- ½ TL schwarzes Salz - nach Geschmack
- 1 TL Ghee (Bio)

Zubereitung:

1. Zucchini waschen und in 1 cm große Würfel schneiden.
2. Basilikumbläter waschen und abtrocknen.
3. 1 TL Ghee in einem Topf erhitzen.
4. Kleingehackte Zwiebel und Knoblauch hinzufügen.
5. Alle Gewürze hinzugeben und umrühren.
6. Gewürfelte Zucchini hineingeben und 1-2 Minuten andünsten.

7. Mit heißem Wasser bedecken, und 7 Minuten kochen.

8. Basilikumbläter hinzufügen (einige Blätter zum Garnieren beiseitestellen).

9. Fertige Suppe in den Mixer geben.

10. Salz nach Geschmack

11. Sofort servieren und mit einigen Basilikumblättern garnieren.

Thailändisches Gemüse-Curry

- Dr. Smita Naram

Zutaten:

- 2 EL Öl
- 2 Tassen Kokosnussmilch
- 1 Eßlöffel Zimtpulver oder 2 Zoll Rinde in Stücke gebrochen/gehackt
- 1 Esslöffel ganzer Kreuzkümmel
- 3 ganze Pfefferkörner
- 2 ganze Nelken
- 2 Esslöffel ganze Koriandersamen
- (optional) 5 ganze Kashmiri-Chilis (sehr spezielle Chilis, die überhaupt nicht scharf sind; sie geben Geschmack und Farbe, erhöhen aber nicht das Pitta!)
- 1 Tasse gemischtes Gemüse, in große Stücke gehackt: Karotten, Zuckerschoten, Zucchini, Brokkoli
- 1 Tasse gehacktes stärkehaltiges Gemüse wie Süßkartoffel
- 1 Esslöffel Kurkumapulver
- 4 Esslöffel grob gemahlene Mandeln
- 3 Esslöffel Bragg's Aminosäure (ersetzt Sojasauce mit der Fermentation oder Gluten)
- ½ Esslöffel Zitronengras

- 1 Esslöffel brauner Zucker
- Optional: Zerkleinerte Chili (nicht für Pitta)

Zubereitung:

Gewürze mahlen und zusammenmischen oder Pulver kombinieren. Öl in einem Topf erhitzen und Gewürze und Gemüse darin einige Minuten anbraten. Nur 1 Tasse Kokosmilch zu der Gewürz-Gemüsemischung geben und kochen, bis sie weich ist, dann eine zweite Tasse Kokosmilch, Kurkuma und Zitronengras hinzufügen.

Optional: Bragg-Aminosäuren (Alternative zur Sojasauce).

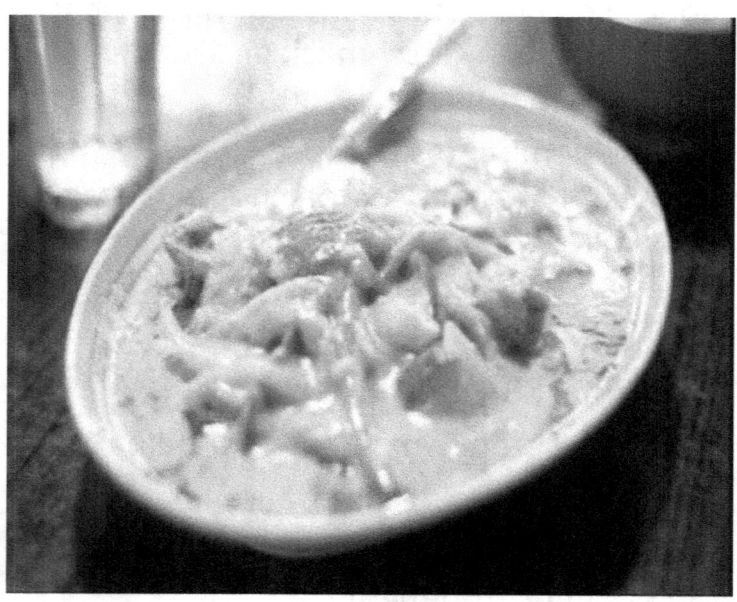

Mung Dal Suppe

- Dr. Sivanandani (Sivie) Pillay, PhD
Pietermaritzburg, KwaZulu Natal, South Africa

Dr. Pankaj Naram gewidmet.

Ich wurde auf Dr. Naram aufmerksam, als ich Dr. Clint G. Rogers' TEDx-Vortrag hörte. Ich fühlte mich sofort zu Dr. Naram hingezogen und begann, seine Arbeit zu recherchieren. Ich fühlte mich zu ihm hingezogen, weil mein verstorbener Großvater, Mr. G. Moodley, aus Indien stammte. Als junger Mann kam er als Arbeitsverpflichteter nach Südafrika. Er hatte heilende Hände und half vielen Menschen bei Verstauchungen, Gelenkschmerzen, Unpässlichkeiten usw. Ich habe die Kunst des Marmaa nie von ihm gelernt und bedaure dies sehr.

Nach einer Operation zur Entfernung meiner linken Schilddrüse im Jahr 2019 hätte ich fast meine Stimme verloren. Ich war am Boden zerstört, da ich meine Stimme beruflich brauche, um mit Kindern und Erwachsenen zu kommunizieren. Es gelang mir, irgendwie mit Dr. Pankaj Naram Kontakt aufzunehmen, und er gab mir verschiedene Ernährungsempfehlungen, die ich befolgte. Meine Stimme verbesserte sich allmählich. Ich begann, ihm weiter zu folgen und probierte die Mung Dal Suppe aus.

Ich koche und experimentiere gerne mit verschiedenen Variationen der Mung Dal Suppe. Immer wenn ich müde bin oder mich krank fühle, koche ich die Suppe, denn sie enthält Ballaststoffe, Eisen, Kalium, Kalzium sowie die Vitamine A, B, C und E. Ich mache diese Suppe oft für meinen Enkel Kaairav, der 16 Monate alt ist, und er liebt sie. Das Herzstück meiner Familie ist das gemeinsame Genießen von gutem Essen. Das hat mich dazu inspiriert, mein Mung Dal-Rezept zu veröffentlichen. Mein Ziel im Leben ist es, andere zu motivieren und zu inspirieren. Ich wünsche mir, dass meine Mung Dal Suppe all jenen hilft, die sich auf einem Heilungsweg befinden.

Zutaten:

- 2 Tassen Mung Dal Bohnen (eingeweicht und gewaschen)
- 1 Teelöffel Himalaya-Salz
- 4 Tassen Wasser
- 3 Esslöffel Ghee
- 1 Tasse Zwiebel, fein gehackt
- ½ Teelöffel Jeera (Kreuzkümmel)
- ½ Teelöffel Senfkörner
- 1 zerdrückte Knoblauchzehe
- 10 Curryblätter
- 6 getrocknete Chilis (wahlweise)
- Gehackte Korianderblätter (Cilantro)
- ¼ Teelöffel Kurkumapulver

Zubereitung:

- Topf auf den Herd stellen, 2 Tassen eingeweichte und gewaschene Mung Dal-Bohnen hinzufügen.
- 1 TL rosa Himalaya-Salz und 4 Tassen Wasser hinzufügen. Zum Kochen bringen, ¼ Teelöffel Öl hinzufügen, damit es nicht überkocht.
- ½ Teelöffel Kurkumapulver hinzugeben und auf hoher Stufe 10 Minuten kochen.
- Die Hitze reduzieren und auf niedriger Stufe 30 bis 40 Minuten kochen.
- Wenn der Mung weich ist, in eine Schüssel geben und abkühlen lassen. Den Topf auswaschen.
- 2 bis 3 Esslöffel Ghee in den sauberen Topf geben. Wenn das Ghee erhitzt ist, Jeera-Samen und Senfkörner hinzugeben.
- Sobald sie aufplatzen, den zerdrückten Knoblauch, die gehackte Zwiebel, Curryblätter und ¼ Teelöffel Kurkumapulver, getrocknete Chilis (vielleicht 2 - ich verwende etwa 6).
- Auf niedriger Stufe köcheln lassen, damit sich die Aromen vermischen. Ständig umrühren. Nach etwa 15 Minuten die Mung Dal-Bohnen hinzufügen. Auf hoher Stufe für etwa 5 Minuten kochen, dann Hitze reduzieren und 15 Minuten köcheln lassen.
- Wenn die Suppe zu dick ist, mehr heißes Wasser hinzufügen, bis die gewünschte Dicke erreicht ist.

- Gehackte Korianderblätter (Cilantro) zur Garnierung (falls gewünscht).
- Neben verschiedenen Gemüsesorten (z. B. fein gehackte Möhren, grüne Bohnen und/oder Erbsen) können auch gekochte Linsen oder Channa (Kichererbsen) während des Schmorens hinzugefügt werden.

Hinweis: Manche Menschen mit einem Pitta-Ungleichgewicht sollten Chilis meiden. Erkundige dich bei deinem Ayushakti-Arzt nach deiner persönlichen Situation.

Süßkartoffelsuppe mit Möhren und Ingwer

- Carol Ray

Zutaten:

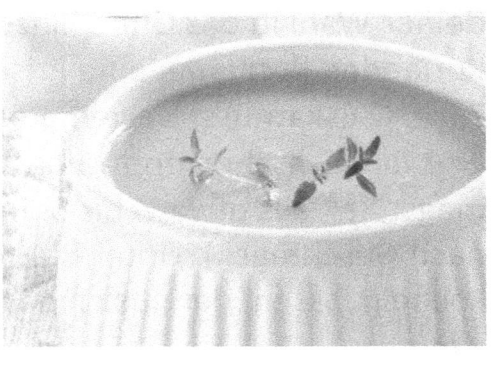

- 1 mittelgroße Süßkartoffel (Yamswurzel) geschält und in 1 cm große Würfel geschnitten
- 1 mittelgroße Zwiebel, geschält und gewürfelt
- 3 große Bio-Möhren, geschält und gewürfelt
- 3 Stangen Bio-Sellerie, geputzt und gewürfelt
- 1 Scheibe frischer Ingwer, geschält und mit der Knoblauchpresse zerdrückt
- 1 Knoblauchzehe geschält und gepresst
- 1 Dose (ca. 1 Liter) Bio-Gemüsebrühe oder 4 Tassen gefiltertes Wasser
- 1 kleine Dose (225ml) Kokosnussmilch (oder Mandel- oder Hafermilch)
- Optional: Mit Pepitas (Kürbiskernen), Walnuss-Stücken oder Pekannuss-Stücken für etwas Knackigkeit garnieren.

Zubereitung:

Einen gehäuften Esslöffel Ghee in einem Suppentopf bei niedriger Hitze erhitzen. Dann Gewürze deiner Wahl in das Ghee hinzufügen: Kreuzkümmel, Koriander, Kurkuma, eine Prise Cayennepfeffer, Zimt, Muskatnuss, Nelken, Rosmarin, Lorbeerblatt (vor dem Mischen entfernen) oder was immer du magst, jeweils etwa ⅛ bis ¼ Teelöffel (oder mehr, je nach Geschmack). Unter Rühren ein paar Minuten köcheln lassen, damit sich das Aroma entfalten kann.

Das Gemüse zugeben, gut umrühren, dann Wasser oder Brühe hinzufügen; etwa eine Stunde (je nach Höhenlage und Herdart) auf niedriger bis mittlerer Stufe köcheln lassen, bis das Gemüse weich ist; bei Bedarf zusätzliches Wasser zugeben, um die suppige Konsistenz beizubehalten. Dann in einem Mixer oder mit einem Pürierstab pürieren, bis alles glatt ist. Nach und nach zimmerwarme Milch nach Wahl hinzufügen, bis die gewünschte Konsistenz erreicht ist, und mit dem Mixer auf niedriger Stufe pürieren, bis alles gut vermischt ist. Mit Salz und Pfeffer abschmecken. Nach Belieben garnieren.

Mung Dal Dosa

- Neha Singhania, Nepal

Zutaten:

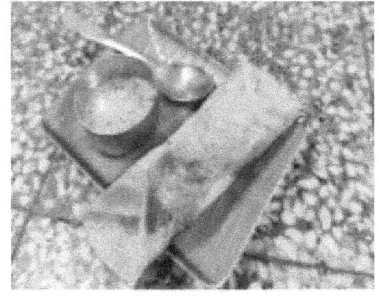

- 2 Tassen Mung Dal
- ½ Tasse Urad Dal (schwarze Linsen)
- 1 Tasse gekochter Reis
- 10-15 Bockshornkleesamen
- 1½ Teelöffel Salz
- Etwas Ghee oder Avocadoöl
- Optional: Kokosnussraspeln oder grüner Koriander Chutney

Zubereitung:

10-15 Bockshornkleesamen (Methi) zu der Dal-Mischung (Mung Dal und Urad Dal) geben und 5-6 Stunden lang einweichen lassen. Aus der eingeweichten Dal-Mischung und dem Reis mit einem Mixer oder einer Küchenmaschine eine dünne Paste herstellen. Durch Hinzufügen von nur wenig Wasser aus der Mischung einen mitteldünnen Teig herstellen, wie man ihn für Dosas verwendet.

½ TL Salz hinzugeben und den Teig für eine Stunde ruhen lassen.

Eine Dosa- oder normale Pfanne verwenden. Die Pfanne auf mittlerer Flamme erhitzen. Währenddessen etwas Öl in die Pfanne träufeln und ein wenig Wasser (7-8 Tropfen) hinzufügen. Den Teig wie einen Pfannkuchen ausbreiten und etwas Öl an den Rand der Pfanne geben. Warten bis der Teig eine leicht goldene Farbe annimmt. Dann ein wenig Öl auf den Teig geben. Etwa 2-3 Minuten ruhen lassen. Sobald die knusprige Dosa gar ist, können beliebige Füllungen (Süßkartoffel, Masala, Gemüse oder Paneer) hinzugefügt werden. Mit Kokosnuss- oder grünem Koriander-Chutney servieren.

   Video: https://www.MyAncientSecrets.com/recipe/Tar uns_Mom

Mungbohnen-Falafel

- Minerva Larios, Rialto, Ca, USA

Nachdem ich zwei Monate lang die wunderbaren Mungbohne gegessen hatte, war ich bereit für Monat 3 mit den Entgiftungskräutern und freute mich, als meine Schwester Barbara beschloss, sich mir anzuschließen. Sie hatte eine Reihe gesundheitlicher Probleme, darunter Depressionen, Angstzustände, Fettleibigkeit, Müdigkeit und Schlafapnoe. Nach einem Fall von Covid beschloss ihr Arzt, sie zu einer Schlafstudie zu schicken. Dabei stellte sich heraus, dass sie im Laufe der Nacht 123 Mal pro Stunde aufhörte zu atmen, und sie erhielt ein Atemgerät, das sie jede Nacht mindestens vier Stunden lang benutzen sollte.

Diese Schlafapnoe raubte ihrem Körper die dringend benötigte Ruhe und Erholung. Wir konnten kaum glauben, als sie am dritten Tag aufhörte zu schnarchen. Wir konnten nicht glauben, dass dies so schnell funktionierte, und wir konnten auch nicht verstehen, wie 3 Tage Mungbohnensuppe und einige Heilkräuter zur Entgiftung dieses Problem lösen konnten. Es war ein unerwartetes Wunder! Am 20. Tag hatte sie außerdem 15 Pfund abgenommen. Man konnte sehen, wie ihr Körper schrumpfte, und mit jedem Tag gingen die Entzündungen in ihrem Körper und in ihrem Gesicht sichtbar zurück.

Hinweis: Ich verwende eine Küchenmaschine, weil ich damit die gewünschte Textur und Konsistenz für die Pastetchen bekomme. Beim ersten Versuch war italienische Petersilie dabei, beim zweiten nicht mehr, weil sie mir ausgegangen war. Ich lasse sie nun lieber weg, aber sie ist Teil des ursprünglichen Falafel-Rezepts.

Zutaten:

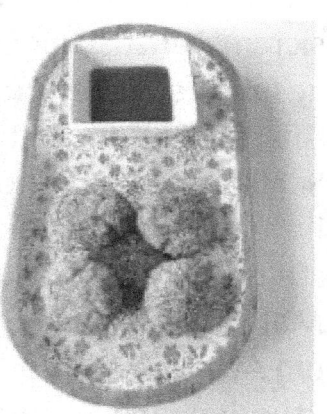

- 1 Tasse halbierte oder ganze Mungbohnen, über Nacht eingeweicht
- 1 Bund Cilantro - (Ich (benutze die Stiele nicht)
- 1 Bund Petersilie, gehackt, ohne Stiele
- 1 grüne Serrano Chili (nicht benutzen bei Pitta-Konstitution)
- ½ kleine rote Zwiebel
- 1-2 Knoblauchzehen (optional)
- ½ TL Kurkuma
- ½ TL of Asafoetida
- ½ TL Garam Masala
- ½ bis 1 TL Salz
- 1 TL Kreuzkümmel
- 1 TL. Koriander
- 1 TL Granatapfelpulver (optional)

Zubereitung:

- Die Mungbohnen abgießen und abspülen und zusammen mit den übrigen Zutaten in eine Küchenmaschine geben.

- So lange pulsieren, bis alles gut vermischt ist und die Mischung bei leichtem Druck zusammenhält.

- Zudecken und 10 Minuten ruhen lassen.

- Den Ofen auf 175ºC vorheizen und ein Backblech mit Backpapier auslegen.

- Etwa 2 Esslöffel der Mischung mit den Händen zu einer Kugel formen, diese auf das Blech legen und die Oberseite leicht flach drücken. Den Vorgang wiederholen, bis kein Teig mehr übrig ist.

- 10 Minuten backen, wenden und weitere 10 Minuten backen, bis die Außenseite goldbraun und knusprig ist (insgesamt 20 Minuten). Oder 2 Minuten pro Seite in Ghee, Avocadoöl oder Kokosnussöl braten.

Bildnachweis: Keerty Das

Quinoa Buddha Schale

- Keerty Das

Zutaten:

- 1 Tasse Quinoa, gekocht
- Mungbohnen-Pastetchen oder Falafel
- Spinat, Arugula zum Garnieren
- Rote Bete, geraspelt
- Karotten, geraspelt
- Zutaten in einer flachen Schüssel anrichten, mit Tahini Sauce beträufeln und genießen.

Hinweis: Rohes Gemüse wird während einer Entgiftungskur oder bei jeglicher Art von "Fieberschüben" nicht empfohlen, aber manchmal kann man es gerieben oder leicht angebraten genießen, um die Verdauung zu verbessern.

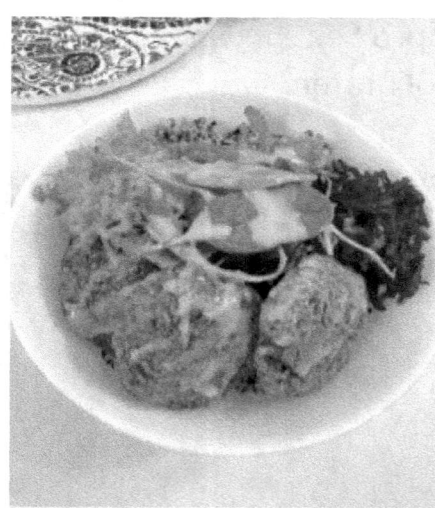

Gesunde Mung Dal Pakoda/Falafel

- *Dr. Smita Naram*

Zutaten:

- ½ Tasse Mung Dal, über Nacht eingeweicht
- Masala-Mischung: 1 TL ganzer Koriander, 1 TL Fenchel, 1 TL Kreuzkümmel (ganz), ¼ TL ganze schwarze Pfefferkörner, mit Stößel oder in einer Gewürzmühle zerkleinert
- ¼ TL grüne Chilies (optional; ein wenig ist gut für die Verdauung, aber nicht zuviel)
- 1 EL frischer Koriander/Cilantro
- ¼ TL Meersalz

Zubereitung:

Eingeweichter und abgetropfter Mung Dal mahlen und ein paar Stunden (2+) stehen lassen. Masala-Gewürzmischung, geriebenen Ingwer, Chilis (optional), Koriander/Korianderblätter und Salz hinzufügen. Alles gut vermischen.

Eine Pfanne für nicht frittierte Falafel erhitzen, ein paar Tropfen Öl in die Vertiefungen geben und die Mischung in jede Vertiefung gießen; anbraten, bis sie auf beiden Seiten goldbraun und knusprig sind und das Innere vollständig durchgebraten ist. Dies kann auch in einer Fritteuse zubereitet werden. Mit grünem Chutney genießen.

Beilagen

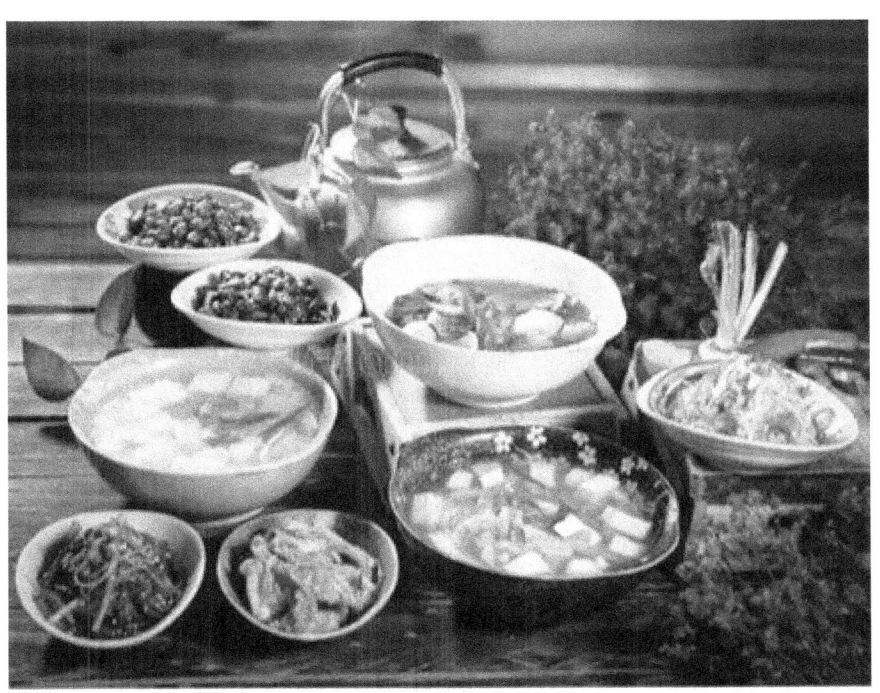

Gegrilltes Gemüse

- Carol Ray

Dr. Pankaj Naram wäre der Erste, der die Menschen daran erinnert, dass man mit mehr Gemüse in der Ernährung gesünder bleibt und länger lebt. Viele Menschen scheinen Gemüse nicht so oft zu essen, wie sie sollten, weil sie nicht wissen, wie man es zubereitet.

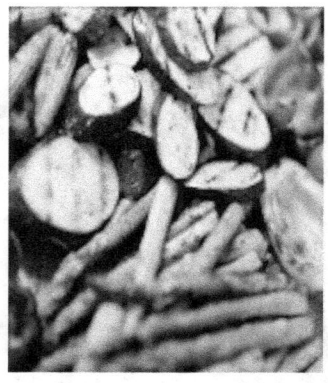

Wenn man Gemüse richtig kocht und nach Belieben würzt, kann man gekochtes Gemüse mit Genuss essen. Bevor ich *Ancient Secrets of a Master Healer* las, bestand meine amerikanische Ernährung aus viel rohem Gemüse in Salaten. Das Ergebnis war ein Bauch voller Probleme! Nachdem ich mich mit den Ärzten von Ayushakti beraten hatte, hörte ich auf, rohes Gemüse zu essen (außer gelegentlich Karotten und Sellerie) und esse jetzt stattdessen gebratenes Gemüse oder gemischt mit Mungobohnen und vielleicht etwas Reis. Ich bin nicht nur fünfzehn Pfund leichter, sondern auch frei von Bauchschmerzen, nachdem ich mich an die Diät von Dr. Pankaj Naram gehalten habe: gluten-, milch- und zuckerfrei, sehr wenig Fleisch, keine sauren Früchte, kein rohes Gemüse und keine Nachtschattengewächse.

Kaufe nach Möglichkeit biologisches, regional angebautes Gemüse. Zum Grillen eignen sich Spargel, gelbe Kürbisse, Zucchini, Süßkartoffeln, Karotten, Zwiebeln und Bok Choy. Wasche und trockne das frische Gemüse, schäle den Kürbis, die Süßkartoffel und die Karotten; lege ein Backblech mit Folie aus, und darauf das in Scheiben geschnittene Gemüse.

Besprühe oder beträufle es mit Ghee oder ofenfestem Öl (Avocadoöl oder Kokosöl), bis es leicht bedeckt ist. Salz, Pfeffer, Knoblauch und andere Gewürze über das Gemüse streuen. Unter Aufsicht auf niedrigster Stufe 5-8 Minuten grillen Wenden und weitere 3-5 Minuten garen. Warm servieren.

Mungbohnen-Hummus

- *Arati Malavalli-Majd,* Germany

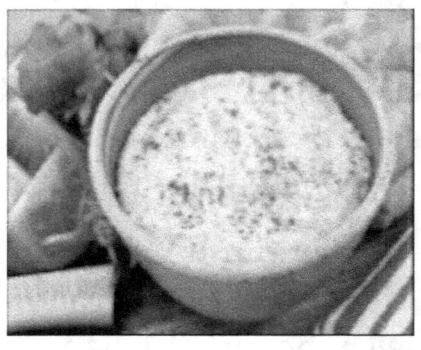

Als Vegetarierin bin ich mit Mungbohnen als Festtagsessen aufgewachsen, und meine Eltern haben meistens die traditionellen indischen Gerichte gekocht. Ansonsten muss ich sagen, dass ich Mungbohnen schon immer geliebt habe, und seit ich Dr. Clint G. Rogers seit einem Jahr folge, esse ich jeden Tag mindestens einmal Mungbohnengerichte und habe mehrere neue Gerichte ausprobiert.

Ich genieße sie alle, und auch meine Familie hat angefangen, ein paar dieser Rezepte zu genießen, vor allem Dosas. Vor kurzem habe ich an einer 28-tägigen Reinigungskur mit Mungbohnen und dem Healthiimi Detox™ von Ayushakti teilgenommen. Während der Diät habe ich etwa 5 kg abgenommen und spürte, wie sich meine Taille leicht verringerte. Ich konnte besser atmen und hatte eine gute Ausdauer... Essen bedeutet mir sehr viel, denn ich glaube an den Satz von Hippokrates „Nahrung ist deine Medizin".

Ich koche gerne vegetarische und vegane Gerichte und mag tägliche Abwechslung. Als ich die Entgiftungskur gemacht habe, merkte ich innerhalb der ersten 3 Tage, wie mein Körper entgiftete, d.h. er war voll mit Giftstoffen aus den letzten Jahren.

Zutaten:

- 100 g (etwa eine halbe Tasse) Mungbohnen, ganz grün oder gespalten mit Schale. Die geteilten Bohnen für 6 bis 8 Stunden oder die ganzen Bohnen für 24 Stunden einweichen.
- 1 Teelöffel Ghee
- ½ Teelöffel Senfkörner & Kurkuma (Gelbwurz) Pulver
- ⅛ Teelöffel Asafetida (Hing)
- je 1 Teelöffel Koriandersamen & Kreuzkümmel Pulver
- 1 Esslöffel Tahini (Sesampaste)
- 1 Knoblauchzehe
- 2 Teelöffel Limetten- oder Zitronensaft - je nach Dosha
- 2 Esslöffel kaltgepresstes natives Olivenöl extra
- 1 Esslöffel Koriander/Cilantro
- Grüne Chilis nach Geschmack. Weglassen bei Pitta Dosha.
- Himalaya Salz
- Gemahlene Koriandersamen

Zubereitung:

Ghee bei mittlerer Hitze schmelzen, Senfkörner erhitzen bis sie platzen, zerstoßenen Koriander und Hing sowie die abgetropften Mungbohnen hinzufügen. Gut mit den Gewürzen vermischen, 300 ml (2 EL) Wasser hinzufügen, 3 bis 5 Minuten kochen, danach oder zum Schluss salzen.

Die pulverisierten Gewürze sowie Tahini und Limette, Olivenöl und Koriander hinzugeben und nach dem Abkühlen pürieren.

Optional: Wenn du den Koriander weglassen möchtest, kannst du stattdessen Petersilie oder Dill verwenden.

Mung-Fruchtsalat

- Linda Tuma, Oregon, USA

Meine Tochter Sara Morrell hat mich mit den Lehren von Dr. Clint G. Rogers und Meisterheiler Pankaj Naram bekannt gemacht. Dr. Clint sollte als Gastredner bei einer Veranstaltung auftreten, die sie ausrichten wollte. Obwohl die Veranstaltung aufgrund von Covid-19 nie stattfand, setzte dies eine Kette von Ereignissen in Gang, die ich niemals hätte vorhersehen können.

Bei mir war kurz zuvor im Alter von 63 Jahren eine schwere Osteoporose diagnostiziert worden. Die Behandlungen, die mein Arzt mir anbot (Infusions-Therapie), hatten enorme Nebenwirkungen, und ich begann, mich nach alternativen Behandlungen umzusehen. Ich wusste, dass es einen besseren Weg geben musste, einen gesünderen Weg, diese Krankheit zu besiegen. Etwa zu dieser Zeit erschien Dr. Clints Buch *Jahrtausendealte Geheimnisse eines Meisterheilers: Ein Skeptiker aus dem Westen, ein Meister aus dem Fernen Osten, und die größten Geheimnisse des Lebens*. Das Universum hatte mir die Antworten, die ich suchte, in diesem Buch geschickt,.

Bald änderte sich meine Ernährung, zunächst nicht in großen Sprüngen, sondern in kleinen Schritten. Ich lasse nicht so leicht los. Aber mit der Zeit schlug das Pendel aus. Ich bestellte 40 Pfund

Bio-Mungbohnen, mein Schrank füllte sich mit Gläsern voller Gewürze aus fernen Ländern, von denen ich noch nie gehört hatte, und ich machte Ghee. Ich wurde gläubig. Ich hörte auf, Fleisch zu kaufen, und begann, die Etiketten immer auf Weizen oder Zucker zu überprüfen.... Ich hängte Schilder an meinen Kühlschrank wie dieses Zitat von Dr. Pankaj Naram: „Wenn du deine Ernährung änderst, kannst du deine Zukunft ändern", und ich begann, ein Ayushakti-Präparat, Painmukti Sandhi-cal™, gegen meine Osteoporose einzunehmen. Mein Mann hatte schon immer eine Abneigung gegen alles, was biologisch oder gesund ist. Seine Ernährung bestand aus Kartoffelchips, Pepsi und Schokoriegeln. Das belastete seinen Körper, und vor kurzem wurde bei ihm eine Herzinsuffizienz diagnostiziert. Ich fing an, die SUNDAY INSPIRATION CALLS von Dr. Clints Ancient Secrets Foundation zu hören, und ein Wunder geschah: Mein Mann hatte ebenfalls zugehört und beschloss plötzlich, seine alte Ernährungsweise aufzugeben und diesen neuen, gesünderen Lebensstil anzunehmen!

    Wir beseitigten alles im Haus, was rotes Fleisch, Weizen oder Zucker enthielt, und ersetzten unsere bisherige Ernährung durch Mungbohnen und Gemüse. Er begann sogar, jeden Tag zu laufen. Bis heute hat er über 20 Pfund abgenommen und arbeitet daran, seine Gesundheit zu verbessern, indem er die Richtlinien des Meisterheilers Pankaj Naram befolgt.

Heute werde ich jedes Mal inspiriert, wenn ich meinen Computer öffne und das Zitat auf Seite 86 von *Jahrtausendealte Geheimnisse eines Meisterheilers* mit dem Erfolgsgeheimnis Nr. 1 sehe: Es mag zwar stimmen, aber die meisten Menschen geben keine 100 Prozent, weil sie zu faul sind oder Angst haben. Wenn man anfängt, wirklich 100 Prozent bei allem zu geben, kommt eine andere Qualität der Freude ins Leben, die Angst nimmt ab, und man sieht ganz andere Ergebnisse.

Ich stelle fest, dass ich bei der emotionalen Heilung umso eher bereit bin, mich zu verändern, je mehr ich meinen Selbstwert schätze. Es ist das Zitat, das ich jeden Sonntag höre, das mich dazu inspiriert, mich selbst zu lieben und meine Perspektive für die Heilkunst der vedischen Heilpraktiken zu öffnen: "Ich bin nicht gekommen, um dich zu belehren. Ich bin gekommen, um dich zu lieben. Die Liebe wird dich lehren."

- Linda Tuma

Zutaten:

Sauce

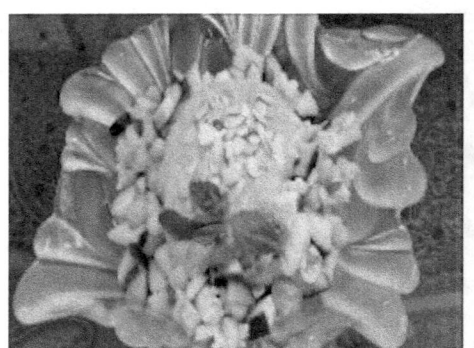

- ½ Tasse gelbe Mungbohnen
- 1 Dose Kokosnusscreme
- 1 TL Vanille
- ½ TL Zimt
- ½ TL Allspice Gewürz
- ¼ TL Muskatnuss
- 1 EL Honig
- 1 TL Selleriesamen
- 1 TL Sesamsamen
- ¼ TL Salz

Salat:

- 1 Tasse kalter, gekochter Klebereis - ich benutze Paella Reis (leicht gesalzen)
- 3 Bananen
- 1 große Salatgurke (entkernt), ca. 2 Tassen
- 1 Avocado
- ¾ Tasse Apfel
- ¾ Tasse Garbanzo Bohnen* (die besten für Kapha & Pitta)
- 10 frische Minzeblätter
- Mandelblättchen zum Garnieren

Zubereitung:

Die gelben Mungbohnen weich kochen, abtropfen und abkühlen lassen.

Die kalten Mungbohen mit den Saucen-Zutaten in der Küchenmaschine mischen, bis die Masse cremig ist. Soviel Kokosnusscreme hinzufügen, bis die gewüschte Konsistenz erreicht ist.

Dann die Gurke, Bananen, Avocado und Äpfel würfeln und durcheinander mischen. Die Mungsauce darübergießen. Mit der Minze und den Mandelblättchen garnieren (gut für Pitta).

*Garbanzo-Bohnen haben viel Luft- und Ether-Energie, daher nicht geeignet für Vata-Typen. Bei Kapha- und Pitta-Typen können sie Entzündungen und Schwellungen im Körper reduzieren. Rohe Gurke mit Vorsicht genießen, je nach Verdauung.

Pesto

- *Rosa Ramirez*

Zutaten:

- ½ Tasse Walnüsse,
- 3 Knoblauchzehen, zerdrückt
- 3 Tassen frisches Basilikum
- 1 Tasse frischer Spinat
- Saft einer ½ Zitrone (bei erhöhtem Pitta oder Kapha weglassen)
- 1 bis 1 ½ Tassen kaltgepresstes Olivenöl
- ¼ bis ½ TL Salz
- ½ TL schwarzer Pfeffer

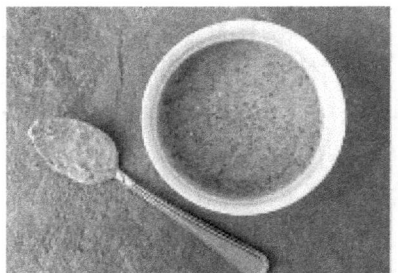

Zubereitung:

Eine trockene Pfanne bei mittlerer bis hoher Hitze erhitzen; wenn die Pfanne heiß ist, die Walnüsse in einer einzigen Schicht hineingeben und häufig umrühren oder schütteln, bis sie leicht gebräunt sind, etwa 2 Minuten. Walnüsse und Knoblauch in eine Küchenmaschine geben und einige Male pulsieren, um sie zu vermengen. Basilikum und Spinat hinzufügen und grob zerkleinern. Den Zitronensaft hinzugeben.

Bei niedriger Geschwindigkeit das Olivenöl in einem langsamen Strahl hinzufügen, bis alle Zutaten vollständig vermengt sind. Salzen, pfeffern und noch ein paar Mal pulsieren, um sie zu kombinieren. In Eiswürfelbehältern im Kühlschrank für 2 bis 3 Tage aufbewahren.

TIPP: Für traditionelles Pesto werden Pinienkerne verwendet, die jedoch sehr teuer sein können. Du kannst jede beliebige Nusssorte verwenden, die du zur Hand hast, z. B. Pekannüsse oder Mandeln.

Curryblätter & Cilantro Chutney

- Dr. Smita Naram

Zutaten:

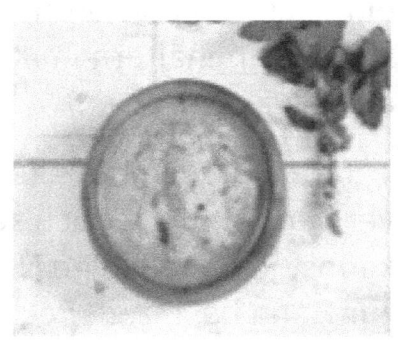

- 8 bis 10 frische Curryblätter
- ¼ Tasse rohe Mandeln (am besten eingeweicht und geschält)
- 3 bis 5 cm langer Ingwer, geschält (bei Bedarf gerieben)
- ½ bis 1 Tasse Wasser, je nach Vorliebe
- 2 Tassen dicht gepackter frischer Koriander
- ¼ TL Himalaya-Salz
- Saft von ½ Limette (bei erhöhtem Pitta oder Kapha weglassen)

Zubereitung:

Alle Zutaten zu einer Paste verrühren.

Quelle: Dr. Smita Naram und Lisa Cagan Mitchell

https://sacredanddelicious.com/2016/04/08/easy-curry-leaf-chutney/

Veganes Pesto

- Dr. Pankaj Naram

Zutaten:

- 2 Tassen gewaschene, lose gepackte frische Kräuter mit Stiel - Basilikum, Cilantro, Petersilie, Minze
- ½ Tasse geschälte Pekan- oder Walnüsse oder Pinienkerne
- 1-2 Knoblauchzehen, frisch
- ¼ bis ½ Tasse gut schmeckendes kaltgepresstes Olivenöl, nach Bedarf
- Meersalz zum Abschmecken

Zubereitung:

- Schritt 1: Die frischen Kräuter, die Nüsse und den Knoblauch in eine Küchenmaschine geben und so lange verarbeiten, bis sie zu einer groben Masse werden.
- Schritt 2: Langsam das Olivenöl hinzufügen, während du die Küchenmaschine ein- und ausschaltest. Verarbeiten, bis es zu einer glatten, leichten Paste wird. Genug Olivenöl hinzufügen, um die Masse feucht und streichfähig zu halten.
- Nach Geschmack salzen.

- Abdecken und mindestens eine Stunde kühl stellen, damit sich die Aromen vollsaugen. Ich gieße gerne eine Schicht Olivenöl darüber, damit es schön grün bleibt.
- Ergibt etwa eine Tasse.

Hinweis: Pesto kann beim Erhitzen dunkel werden (Basilikum wird schwarz, wenn es heiß wird). Daher erst in letzter Minute zu heißen Gerichten (wie gekochten Nudeln) hinzufügen, wenn dir die Farbe wichtig ist.

Quelle: http://www.drpankajnaram.org/recipe/vegan-pesto/

Hinweis zu Limetten:

- Beruhigt Vata, Pitta, and Kapha. Clear, cold, light, liquefied. Bringt die Energie nach unten, dann nach außen. Allgemeines Abführmittel und Stuhlaufweichmacher. Entgiftungsfördernd. Verbessert die Konzentration.

Getränke

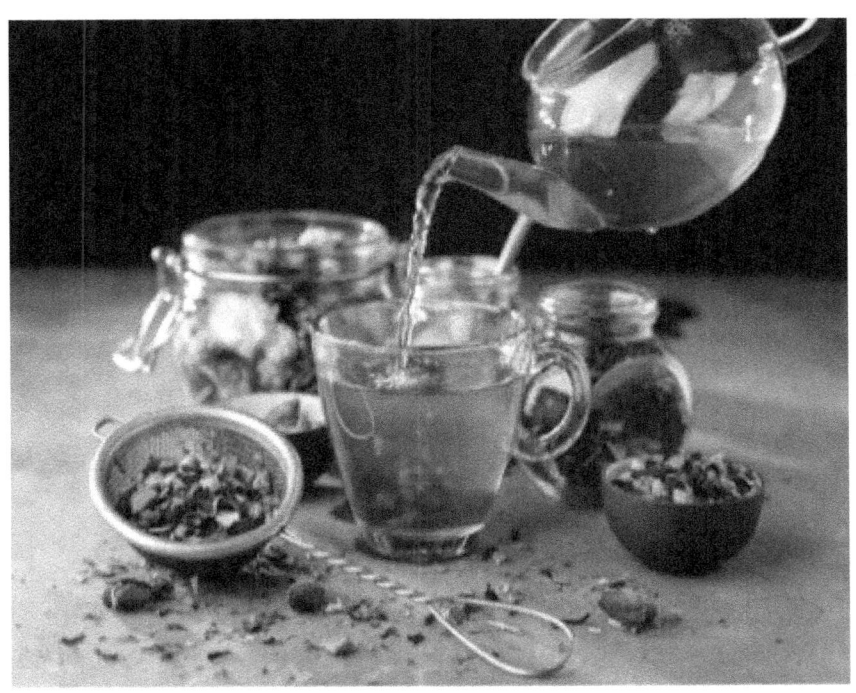

Wissenswertes über Getränke

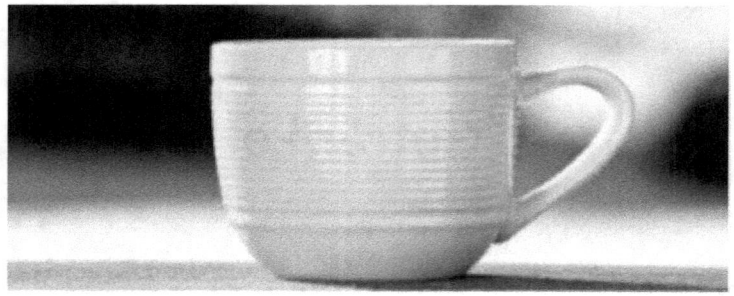

Du kannst Tee und Kaffee trinken, aber Kräutertee oder grüner Tee und entkoffeinierter Kaffee sind besser. Gute Alternativen zu echtem Kaffee sind Caro, Getreidekaffee oder Löwenzahnkaffee (Löwenzahn ist harntreibend). Ingwertee aus frischen Wurzeln wirkt wärmend und Agni-fördernd, löst Schleim und Giftstoffe und ist das beste Mittel gegen Husten und Erkältungen. Heißes Wasser, vor allem am Morgen, ist ebenfalls gut geeignet, um den Verdauungstrakt zu reinigen.

Frische Gemüse- und Obstsäfte sind nahrhaft, sollten aber bei kaltem Wetter oder Erkältungen vermieden werden. Der Verzicht auf eisgekühlte Getränke zu den Mahlzeiten ist für viele Menschen eine echte Herausforderung, insbesondere für Südstaatler in den USA mit ihrem Eistee! Du kannst aber große Verbesserungen für deine Verdauung erwarten, wenn du aufhörst, das Verdauungsfeuer mit eiskalten Getränken zu löschen.

Tees

Dr. Narams Ingwertee

Ingwerwasser ist das ideale Mittel bei Husten, Erkältung oder übermäßiger Schleimansammlung in Hals und Nebenhöhlen. Da Ingwer von Natur aus scharf ist, kann er den Schleim auflösen und das Verdauungsfeuer anregen, so dass der Magen den Schleim effektiv abbauen kann. Aufgrund dieser verdauungsfördernden Wirkung ist er auch das perfekte Getränk, das entweder vor oder eine halbe Stunde nach der Mahlzeit eingenommen werden kann.

4-5 Scheiben frische Ingwerwurzel in einen Topf mit Wasser geben. Zum Kochen bringen und mindestens 5 Minuten lang köcheln lassen. Abseihen und genießen! Wenn du ihn mit Honig süßen möchtest, füge den Honig erst hinzu, wenn die Flüssigkeit auf eine leicht warme Temperatur abgekühlt ist, da Honig nicht hitzestabil ist.

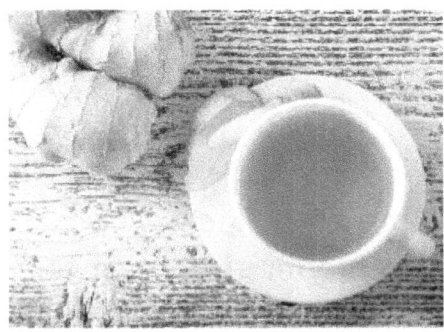

Yogi-Tee – Ralph Brown

Dies ist das Originalrezept von Yogi Bhajan. Für zwei Tassen, beginne mit 550ml. Wasser. Um Zeit zu sparen, kannst du auch 4 Tassen auf einmal zubereiten; dann die folgende Mengen einfach verdoppeln.

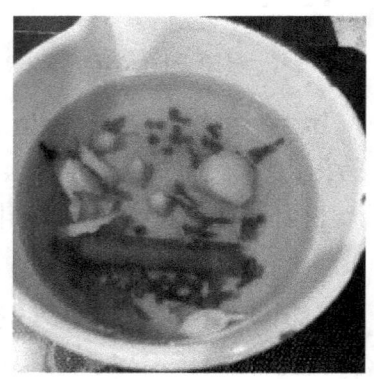

Zu zwei Tassen kochendem Wasser Folgendes hinzufügen:

- ½ TL ganze Nelken
- 4 ganze grüne Kardamomkapseln
- ¼ TL schwarze Pfefferkörner
- 1 Zimtstange (10 cm)
- 4 dünne Scheiben frischer Ingwer
- ½ TL schwarzer oder grüner Tee
- 1 Tasse Milch (Hafer, Kokosnuss, Mandel oder Reis)
- Heimischer Honig oder Kokosnusszucker (zum Abschmecken)

Zubereitung:

15 Minuten lang leicht kochen lassen, dann 1/2 Teelöffel schwarzen oder grünen Tee hinzufügen. Ein bis zwei Minuten ziehen lassen und dann ½ Tasse Milch hinzufügen und erneut erhitzen.

Abseihen und mit Honig oder Kokosnusszucker nach Geschmack servieren.

Schwarzer Pfeffer ist ein Blutreiniger, Kardamom ist für den Dickdarm (Blähungen), Nelken sind für das Nervensystem und Zimt für die Knochen. Ingwer schmeckt köstlich und ist hilfreich bei Erkältung, Grippe oder allgemeiner körperlicher Schwäche.

Milch erleichtert die Aufnahme der Gewürze und verhindert eine Reizung des Dickdarms. Der schwarze oder grüne Tee wirkt wie eine Legierung für alle Zutaten, wodurch eine neue chemische Struktur entsteht, die den Tee zu einem gesunden und köstlichen Getränk macht.

Basilikum-Kräutertee

- 10 frische Basilikumblätter
- Ein paar lange Stücke frischer Ingwer
- ¼ TL schwarzer Pfeffer, gemahlen
- ¼ TL Kurkumapulver
- 5 cm lange Zimtstange (oder ¼ TL Zimtpulver)
- 2 Kardamomkapseln

In einer Tasse Wasser 5 Minuten kochen. Lauwarm trinken.

Drei Optionen für Entgiftungstee

1. Sommer Tee (kühlend):

- 2 Tassen Wasser
- ⅔ TL Kreuzkümmel
- ⅔ TL Koriandersamen
- ⅔ TL Fenchelsamen

Die Kräuter mit zwei Tassen Wasser vermischen (KKF-Tee: Kreuzkümmel, Koriander, Fenchel). Zum Kochen bringen, dann die Hitze reduzieren, abseihen und genießen.

Du kannst eine große Menge für den ganzen Tag zubereiten oder kleinere Portionen, alle 2-3 Stunden über den Tag verteilt. Dieser Entgiftungstee kann während der gesamten Entgiftung getrunken werden. Passe die Stärke des Tees deinem Geschmack an.

2. Wintertee (wärmend):

2 Teelöffel trockenes Ingwerpulver in einen Liter Wasser geben. Zum Kochen bringen, abkühlen lassen und dann lauwarm den ganzen Tag über stündlich trinken.

TIPP: Wenn du keinen gemahlenen Ingwer mehr hast, musst du wissen, wie viel frischen Ingwer du verwenden kannst. Im Allgemeinen entspricht ein (1) Esslöffel gehackter frischer Kräuter einem ¼ Teelöffel der getrockneten Pulverform.

3. Tee für alle Jahreszeiten

- 2 TL trockenes Ingwerpulver
- 2 TL Kreuzkümmelpulver
- 2 TL Korianderpulver
- 2 TL Fenchelpulver

8 Tassen Wasser zum Kochen bringen. Die Kräuter hinzufügen, ziehen lassen und in eine Thermoskanne füllen, um sie den ganzen Tag über warm zu halten.

Smoothies

Option 1: Minze/Koriander Smoothie

Für 1 Glas Minze-Koriander-Saft - 1 Handvoll frische Minzblätter + 1 Handvoll frische Korianderblätter in 300 ml Wasser geben und pürieren, dann mit Salz und Pfeffer abschmecken.

Option 2: Apfel/Karotte/Rote Bete Smoothie

- 1 mittelgroßer Apfel
- ½ rote Beete (optional)
- 1 Tasse Karottenwürfel
- Stück geschälter Ingwer (2 cm)

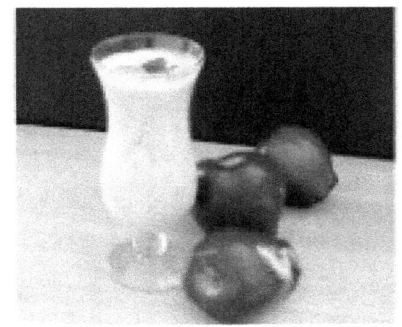

1 Glas Wasser hinzufügen und dann alle Zutaten im Mixer bis zur gewünschten Konsistenz mischen. Kann auch durch ein Sieb gegeben werden.

Option 3: Tridosha Smoothie

- 1 Kohlkopf (bei Pitta/Kapha) oder Spinat (falls Vata)
- 2 Karrotten
- 1 Apfel/Granatapfel
- Bereite ein Glas Saft daraus
- ½ TL Bio Kurkumapulver hinzufügen

Täglich 3-6 Gläser trinken.

Rohe Mandelmilch, Selbstgemacht

- Dr. Pankaj Naram

Zutaten:

- 1 Tasse rohe Mandeln
- Wasser zum Einweichen der Nüsse
- 3 Tassen Wasser
- 2 Datteln (wahlweise)
- ½ Teelöffel Vanille (wahlweise)

Zubereitung:

- Die Mandeln über Nacht oder für mindestens 6 Stunden in Wasser einweichen. Dann die Häute der eingeweichten Mandeln abziehen.
- Das Wasser von den Mandeln abgießen und wegschütten.
- Die 3 Tassen Wasser, die Mandeln und die Datteln pürieren, bis sie gut vermischt und fast glatt sind.
- Die pürierte Mandelmischung durch ein Seihtuch oder ein anderes Sieb abseihen.
- Die selbstgemachte rohe Mandelmilch hält sich im Kühlschrank drei bis vier Tage lang gut.

Guten Appetit!

Hausgemachte Elektrolyte

- Carol Ray

Eine kostengünstige Alternative zu den teuren Electrolyt-Geträke aus dem Laden:

- 3 Tassen kaltes Bio-Kokosnusswasser
- Erbsengroße Portion Ingwer, geschält und geraspelt
- ⅛ Tasse reiner Bio-Ahornsirup (weglassen bei Diabetes)
- 2 EL Cranberry-, Granatapfel- oder Kirschsaft
- ⅛ TL Mineralsalz (weniger, wenn du nur Tafelsalz hast)

Kokosnusswasser enthält Kalzium und Kalium (etwa 16 Mal mehr Kalium als Gatorade!). Du kannst bis zu 600 ml pro Tag trinken. Mehr kann bei manchen Menschen Durchfall verursachen.

Reiner Ahornsirup enthält Kalzium, Kalium, Eisen, Zink und Mangan. Mineralsalz besteht zwar hauptsächlich aus Natrium, enthält aber mehr als 60 Spurenelemente! Natrium ist ein wichtiges Elektrolyt, das aufgefüllt werden muss. Es ist entscheidend für die Nervenfunktion, Muskelkontraktion, und die Aufrechterhaltung des Flüssigkeitshaushalts.

Süßigkeiten/Desserts

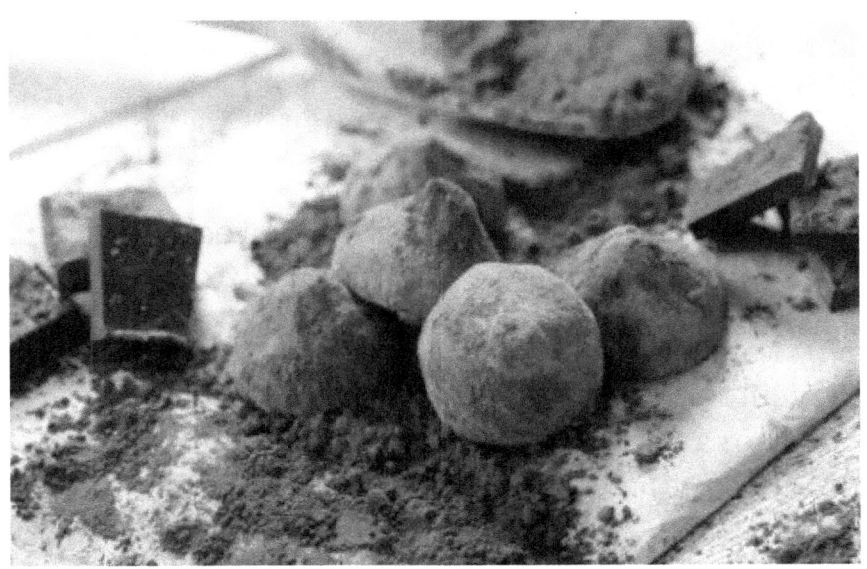

Puffreis-Ladoo

- Esther Wolkowitz, Los Angeles, CA

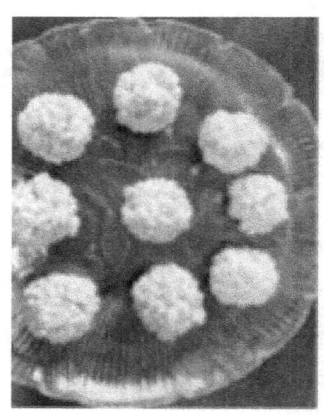

Ich habe 17 Tage Panchakarma bei Ayushakti gemacht. Die Erfahrung war lebensverändernd und ich habe mich noch nie in meinem Leben so gut genährt und umsorgt gefühlt. Es gab Mungsuppe zum Frühstück und Abendessen und einen Tali-Teller (verschiedene Gemüsesorten) zum Mittagessen. Zusätzliche Leckerbissen waren Papaya zum Frühstück und nach 2 Wochen gab es am Nachmittag frischen Granatapfelsaft.

Während meines Aufenthalts konnte ich Kochkurse mit dem Chefkoch des Cafés vor Ort besuchen. Ich lernte viele Gerichte kennen, die ich dort nicht essen konnte, die ich aber jetzt gerne für mich und meine Freunde zu Hause zubereite. Der Ladoo ist eine süße Leckerei - fast wie Rice Krispy Treats, aber gesünder!

Zutaten:

- 1 Tasse Jaggery (am besten hell)
- ½ TL Kardamompulver
- 4 TL Sesamsamen
- 4 Tassen Puffreis

Zubereitung:

Den leeren Topf erhitzen, bis er heiß ist. Den Brenner ausschalten und dann den Jaggery langsam im heißen Topf schmelzen. KEIN Wasser verwenden. Sobald der Jaggery geschmolzen ist, die restlichen Zutaten hineingeben. Umrühren, bis der Puffreis bedeckt ist.

5 cm große Kugeln formen, solange die Mischung noch sehr warm ist.

LECKER!

Hinweis: Gemahlenen Jaggery verwenden. Vielleicht möchtest du auch mehr Kardamom-Pulver hinzufügen.

Mungbohnen-Brownies

- *Esther Wolkowitz*

Zutaten

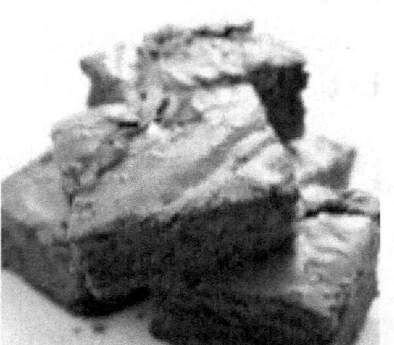

- 1 ½ Tassen gekochte Mungbohnen
- ½ Tasse Kakaopulver
- ½ Tasse Instanthaferflocken
- 10 entsteinte Medjool Datteln
- ½ Tasse heißes Wasser für die Datteln
- ¼ Tasse Ahornsirup
- ¼ Tasse Pflanzenmilch
- 1 TL Vanilleextrakt
- 1 TL Backpulver
- ⅛ TL Natriumpulver
- ¼ TL Salz
- ½ bis 1 Tasse dunkle Schokoladenstückchen (Schokoladenchips)

Zubereitung:

1. Ofen auf 180°C vorheizen. Eine 20x20 cm Backform mit Pergamentpapier auslegen.

2. Die Datteln in einer ½ Tasse heißem Wasser für mindestens 20 Minuten einweichen. Dann ¼ Tasse Ahornsirup, ¼ Tasse pflanzliche Milch, Mungobohnen und Sirup, ¼ Tasse Pflanzenmilch, Moong und Vanille zu den Datteln und dem Wasser. Kakaopulver, Haferflocken und Salz hinzufügen.

3. In der Küchenmaschine oder im Mixer alle Zutaten mit Ausnahme der Schokoladenstückchen zu einem glatten Teig verarbeiten.

4. Die Schokoladenstückchen unterrühren und den Teig gleichmäßig in der vorbereiteten Form verteilen (der Teig kann etwas bröckelig sein, was aber nicht schlimm ist).

5. Einige zusätzliche Schokoladensplitter darüber streuen

6. 16-20 Minuten backen (bis die Mitte des Zahnstochers sauber herauskommt). Vor dem Aufschneiden abkühlen lassen. In einem luftdichten Behälter aufbewahren.

Ancient Secrets Schokoladenglasur

- Punam Patel, Los Angeles

Zutaten:

- ¼ Tasse Mandelbutter
- 2 Esslöffel Kakaopulver
- ¼ Tasse roher Ahornsirup
- 2-3 kleine Stücke dunkler Schokolade
- ¼ Tasse pflanzliche Milch

Zubereitung:

Die feuchten Zutaten mit den trockenen Zutaten vermischen und gut verrühren. In einen kleinen Topf geben und bei schwacher Hitze unter ständigem Rühren erwärmen, bis die Mischung eine glatte, samtartige Konsistenz hat. Die Masse verwenden, nachdem die Brownies (oder was auch immer mit Schokoladenglasur bestrichen werden soll) abgekühlt sind (etwa 10 Minuten).

Schwarzbohnen-Brownies mit Doppelschokolade

- Ellen Saraswati

Zutaten:

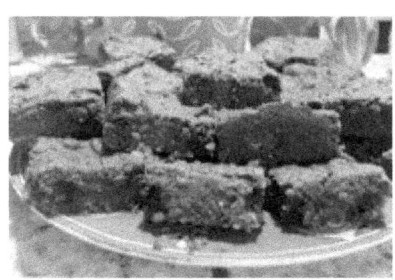

- 3 Tassen schwarze Bohnen (2x400 g Bio-Bohnen, abgetropft und sehr gut gewaschen)
- 4 EL Kakaopulver
- 1 Tasse Instanthaferflocken
- ½ TL Meersalz
- ⅔ Tasse reiner Ahornsirup oder reine Bio-Agave
- ½ Tasse reines Bio-Kokosnussöl oder Bio-Ghee
- 4 TL reiner Vanilleextrakt ohne Alkohol
- 1 TL Backpulver
- 1 bis 1 ¼ Tasse dunkle Schokoladenstückchen (für weniger süßen Geschmack verwende ich halbsüße dunkle Schokolade)

Wahlweise: Mehr Schokoladenstückchen für die Dekoration. Ergibt: 9-12 brownies

Zubereitung:

- Ofen auf 180°C vorheizen.
- Alle Zutaten (außer Schokoladenstückchen) in eine gute Küchenmaschine oder einen leistungsstarken Mixer geben.
- Die Schokoladensplitter unterrühren und in eine gefettete Form geben (20x20 cm).
- Mit den Schokosplittern bestreuen.
- Brownies ca. 25 Minuten backen, dann mindestens 10 Minuten abkühlen lassen. In Stücke schneiden.
- Wenn sie noch nicht ganz durchgebacken sind, kann man sie über Nacht in den Kühlschrank stellen und sie werden auf magische Weise fester!

Haferflockenkekse mit Banane und Kokosnuss

- Suzanne Maitszen, Utah, USA

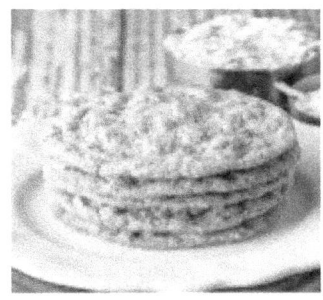

Ich war auf der Suche nach einem gesunden Rezept für meine 15 und 18 Jahre alten Söhne, die sich beide überwiegend pflanzlich ernähren. Ich sah ein Rezept mit Erdnussbutter und Haferflocken, das Zucker und andere Bestandteile enthielt, die ich ablehne. Erdnussbutter hat zu viel Fett, also habe ich mir dieses Rezept ausgedacht: Glutenfrei, fettfrei, zuckerfrei und mit gesunden Zutaten wie Zimt, Bananen, Proteinpulver und viel Liebe für meine wachsenden und immer hungrigen Jungs.

Wenn die Kekse süßer sein sollen und dir mehr Zucker nichts ausmacht, kannst du normale Schokoladenchips hinzufügen; und wenn die Kekse mehr Fett haben können, kannst du auch 2 Esslöffel knusprige Erdnussbutter hinzufügen.

Zutaten:

- 2 reife Bananen
- 2 Kugeln eines beliebigen veganen Vanille-Proteinpulvers (wahlweise)

- 2 Tassen Instanthaferflocken
- ½ Tasse Pflanzenmilch (ich mag Schokolade- Hafer- oder Mandelmilch)
- 4 EL ungesüßte Kokosraspeln
- 3 EL Schokoladenstückchen (Chips)
- 2 TL Zimt
- 2 TL Vanilleextrakt
- ¼ Tasse Nüsse deiner Wahl (ich nehme Walnüsse, Sonnenblumen- oder Kürbiskerne)
- 1 EL Kakaopulver (wahlweise) & sehr viel LIEBE

Zubereitung:

Backofen auf 160°C vorheizen. Alle Zutaten zusammenmischen. Keksee mit einem Löffel auf Backpapier streichen, in den Ofen schieben, und etwa 20 Minuten backen.

Kardamom-Rosen-Kekse aus 8 Zutaten

- Kalie Malky

Gesamtzeit: 12 Minuten   Portionen: 16

Zutaten:

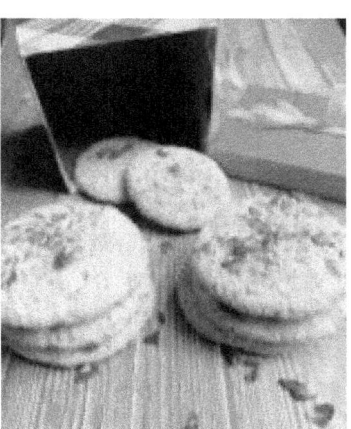

- 3 Tassen (360 g) Mandelmehl oder ganze Mandeln, gemahlen
- 4 EL kaltgepresstes Olivenöl
- 5 ½ EL Ahornsirup (Bio)
- 2 EL Rosenwasser
- 1 TL gemahlener Kardamom
- 1 TL Vanilleextrakt oder -pulver
- ½ TL Backpulver
- ½ TL Meersalzflocken
- Zerstoßene Pistazien und getrocknete Rosenblütenblätter für obendrauf

Zubereitung:

- Backofen auf 190°C (Ober-/Unterhitze) / 170°C (Umluft) vorheizen
- Ein Backblech mit Rand mit Backpapier auslegen

- Mandelmehl, Olivenöl, Ahornsirup, Rosenwasser, Kardamom, Vanille, Backpulver und Salz in eine mittelgroße Schüssel geben. Mit den Händen, die Mischung zu einem Teig kneten.

- Nimm etwa einen Esslöffel der Mischung und rolle sie zu einer Kugel. Auf das vorbereitete Blech legen und mit der Handfläche flachdrücken. Vorgang ür den restlichen Teig wiederholen. Es sollte etwa 16 Kekse ergeben.

- Zerstoßene Pistazien und Rosenblütenblätter oben auf jeden Keks drücken. Dabei können die Ränder aufplatzen und reißen, dann einfach die Ränder wieder zusammenpressen und glätten.

- Im vorgeheizten Ofen 10-12 Minuten backen (für weiche Kekse) oder 14 Minuten (wenn die Kekse knuspriger sein sollen)

Anmerkungen:

Der Keksteig kann roh verzehrt werden. Er hält sich im Kühlschrank bis zu zwei Wochen und im Gefrierschrank bis zu 2 Monate. Das Rezept kann leicht halbiert werden (jede einzelne Zutat genau halbieren). Das ergibt dann 8 Kekse. Wenn das Rezept halbiert wird, reduziert sich die Backzeit auf nur 8-10 Minuten bei 190°C.

Für dieses Rezept mild schmeckendes Olivenöl verwenden.

Gebackene Birne mit Ziegenkäse

- *Carol Ray*

Birnen sind reich an Folsäure, Vitamin C und K, Kupfer und Kalium und sind eine gute Quelle für Polyphenol-Antioxidantien. Dies ist ein wunderschönes Dessert, das man Gästen servieren kann.

Zutaten:

- 1 rote Bio-Birne für zwei Personen
- ½ Tasse gefiltertes Wasser
- 60g Ziegenkäse (geteilt)
- 2 EL blaue Agave oder ähnlicher Sirup (Ahornsirup, Melasse, etc.)
- 1 EL gehackte Pekan- oder Walnüsse (geteilt)
- Ein wenig gemahlener Zimt (optional)

Zubereitung:

Den Backofen auf 220°C vorheizen. Die Birne vorsichtig der Länge nach halbieren, dabei Stiel und Kerne noch dranlassen. Eine Auflaufform mit Folie auslegen und die Birnen mit der Schnittfläche nach unten auf die Folie legen. Wasser hinzufügen und je nach Größe der Birnen etwa 20 Minuten backen; die Birnen sollten sehr weich, aber noch ganz sein.

Aus dem Ofen nehmen und die Birnen auf der Folie umdrehen. Vorsichtig den Stiel und die Kerne aus der Mitte entfernen und etwas vom Fruchtfleisch aushöhlen, so dass ein kleiner Hohlraum entsteht. In einer kleinen Schüssel Ziegenkäse mit Sirup und Nüssen mischen. Die Mischung auf die Birnenhälften geben und nach Belieben leicht mit Zimt bestreuen.

Glutenfreies Brot

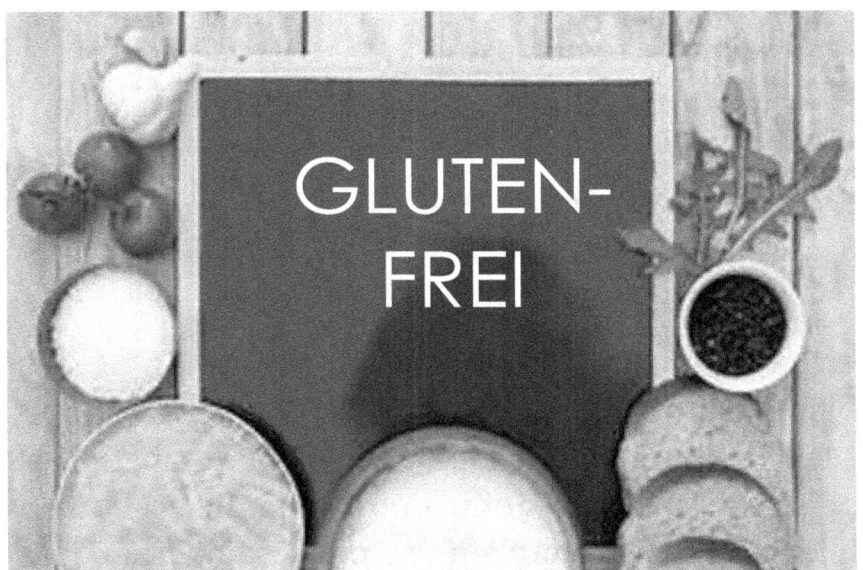

Sonnenblumen-Sesam-Kekse

- *Carol Ray*

Zutaten:

- 1 Tasse Sonnenblumenkerne
- 1 Tasse Sesamkörner
- Kleine Menge gefiltertes Wasser, gerade genug, um eine Paste herzustellen.
- Optional: getrocknete Kräuter wie Petersilie, Thymian, Basilikum, Meersalz, schwarzer Pfeffer, Knoblauchpulver, Zimt usw.

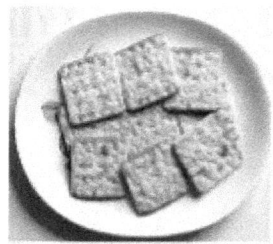

Zubereitung:

Den Ofen auf 90° C vorheizen. Die Sonnenblumenkerne in eine Küchenmaschine geben und zu Mehl verarbeiten. Achte darauf, nicht zu lange zu pulsieren, sonst entsteht Sonnenblumenkernbutter. In eine Schüssel umfüllen und die Sesamkörner dazugeben. Umrühren, um sie gleichmäßig zu vermischen. Wasser in kleinen Mengen zugeben (8-10 Esslöffel, mehr, wenn es zu trocken erscheint) und die Mischung gut durchrühren, bis Mehl und Wasser zu einem Teig verbunden sind.

Ein Backblech mit Pergamentpapier auslegen und den Teig darauf legen. Mit einem weiteren Blatt Pergamentpapier bedecken und den Teig mit einem Nudelholz so dünn wie möglich ausrollen, wobei die Dicke gleichmäßig sein sollte. Das obere Blatt Pergamentpapier entfernen und den Teig nach Belieben mit Salz, Pfeffer und Kräutern bestreuen.

Den Teig mit einem scharfen Messer in die gewünschte Form schneiden. Den Teig nicht ganz durchschneiden, sondern nur so tief, dass die Cracker nach dem Backen leichter auseinanderbrechen. Backen, bis sie goldbraun und in der Mitte knusprig sind, etwa 20 bis 30 Minuten. Den Ofen ausschalten, die Tür leicht öffnen und die Cracker abkühlen lassen, damit sie besser trocknen und knuspriger werden. Nach dem vollständigen Abkühlen entlang der Rillen brechen und servieren oder in einem luftdichten Behälter aufbewahren.

Nach einem Rezept von Girl Gone Primal: Sonnenblumen-Sesam-Cracker

Glutenfreies Roti/Fladenbrot

- *Aparna Yardi,* Cincinnati, Ohio

Zutaten:

- 1 Tasse Jowar/Sorghum Mehl
- ¾ Tasse Wasser
- Salz nach Geschmack
- ½ Tasse Jowar-Mehl zum Bestäuben

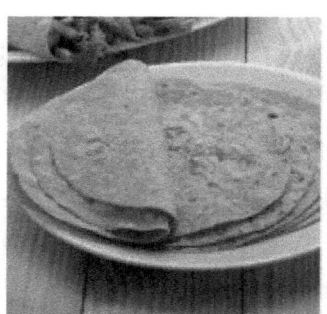

Zubereitung:

1. Das Wasser zum Kochen bringen. Wenn es kocht, etwas Salz hinzufügen. Flamme ausschalten und das Mehl in das kochende Wasser geben. Mit einem Löffel umrühren, solange das Wasser noch sehr heiß ist.

2. Diese Mischung zugedeckt ruhen und etwa 30 Minuten abkühlen lassen.

3. Wenn er noch etwas warm ist, mit der Hand durchkneten; eventuell ein wenig Wasser nachgießen.

4. Aus dem Teig gleich große Kugeln formen.

5. Die Rollfläche mit etwas Mehl bestäuben.

6. Den Teig in Mehl tauchen und mit der Hand langsam flach klopfen. Eventuell noch etwas Mehl

hinzufügen. Ich schneide einen Ziplock-Beutel auf, gebe den Teig hinein und rolle ihn dann mit einem Nudelholz über dem Ziplock-Beutel aus.

7. Grillplatte auf die Flamme stellen und, sobald sie heiß ist, den plattgedrückten Teig auf die Grillplatte legen.

8. Ein Tuch oder eine Bürste in Wasser tauchen und die Oberseite des Fladenbrots abreiben.

9. Wenn das Wasser verdunstet ist, das Brot wenden.

10. Mit einer Schöpfkelle leicht andrücken, um den Teig aufzulockern; dann vom Rost nehmen.

11. Hinweis: Jede Seite sollte hellbraun gebraten sein.

12. Ich verwende manchmal Fingerhirse (Ragi) Mehl, Amaranth-Mehl und mache Fladenbrot nach dem gleichen Verfahren.

Einfaches & Gesundes Brot

- Carol Ray

Zutaten:

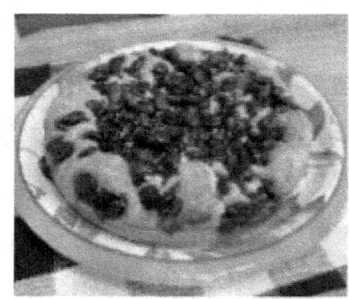

- 4 Eier
- 1 TL Backpulver
- 1 Tasse Tahini
- Eine Prise Salz
- Optional: Cranberries oder Blaubeeren

Zubereitung:

Die Eier in einer tiefen Schüssel verquirlen. Backpulver, Tahini und Salz einrühren. Gut mischen. Die Mischung in eine Mini-Laibform oder eine 20 cm Kuchenform (mit Pergamentpapier ausgelegt oder mit Oliven-, Distel- oder Avocadoöl besprüht) geben. Die Form in den vorgeheizten Backofen schieben und bei 180° C 25-30 Minuten backen. Man kann vor dem Backen auch Früchte wie Blaubeeren oder Cranberries, ein paar saisonale Gewürze, vielleicht Agave oder Ahornsirup und etwas geriebene Orangenschale untermischen. Ich habe die Cranberries wie ein Chutney gekocht (in einer halben Tasse Wasser, Ahornsirup und einer Prise Zimt), bevor ich sie in den Brotteig gegeben habe. Nach dem Backen kannst du Ghee mit Kräutern wie z. B. Knoblauch, gemahlenem Pfeffer und gemahlenem Rosmarin hinzufügen und mit einem Teller mit extra nativem Olivenöl und gemahlenem Pfeffer servieren.

Bonusmaterial

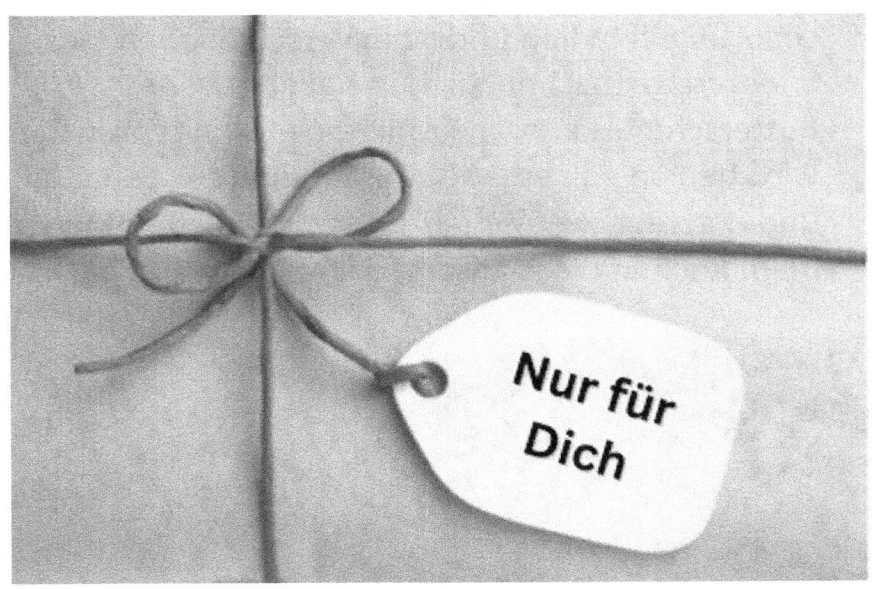

Ghee and Geklärte Butter (Butterschmalz)

Auch wenn die Begriffe oft synonym verwendet werden, gibt es doch Unterschiede:

- Geschmack: Ghee, das mehrere Stunden mehr Kochzeit und das Entfernen der Feststoffe erfordert, hat einen nussigen Geschmack.
- Regionale Präferenzen: Ghee hat seinen Ursprung in Indien und ist in verschiedenen anderen asiatischen Küchen beliebt, während Butterschmalz eher in Frankreich zu finden ist. Sie wird beurre noisette oder braune Butter genannt und entsteht, wenn man die festen Bestandteile beim Kochen nicht abseiht und sie weniger kocht.

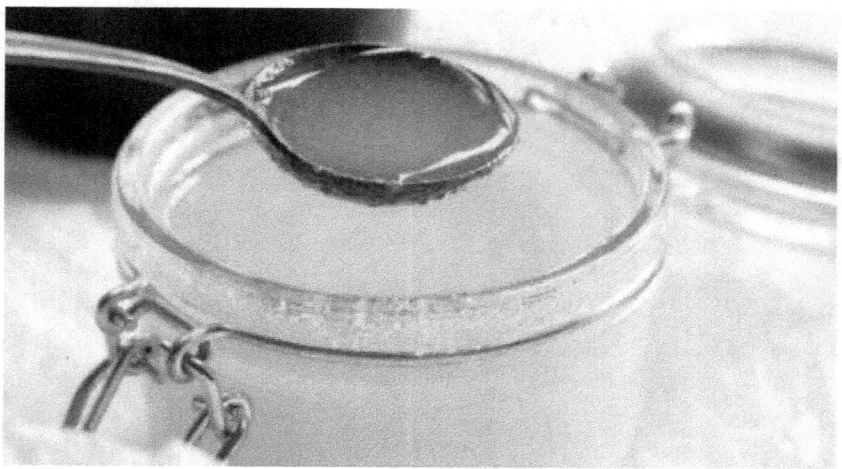

Wie man Ghee herstellt

Viele der alten Heilgeschichten über Meister Jivaka beinhalten die Verwendung von Ghee als Heilmittel. Wenn du nur eine einzige Änderung vornimmst, um deine Gesundheit zu verbessern, kann es für die meisten Dosha-Typen einen großen Unterschied für deine Verdauung, deinen Hautton, deine Blutgefäße und vieles mehr machen, wenn du einen Teelöffel Ghee in deine morgendliche Routine einbaust. Achte darauf, dass du medizinisches Ghee und keine geklärte Butter verwendest.

Um Ghee nach der von Dr. Maranjii vorgeschlagenen Methode herzustellen, 4 Pfund* ungesalzene Bio-Butter von guter Qualität verwenden. Die Butter in einen schweren 1-Liter Topf aus emailliertem Gusseisen (kein Aluminium) gaben und auf niedrigster Stufe schmelzen und köcheln lassen.

Wenn die Kochstufe zu hoch eingestellt ist, kannst du den Topf auf einen stabilen Tortenring stellen oder einen Comal (Tortillawärmer) verwenden, um die Hitze abzuleiten, sofern dies gefahrlos machbar ist. Wenn vorhanden, Spritzschutz verwenden.

Zuerst wird die Butter schäumen und Geräusche machen; übermäßiges Schäumen bedeutet, dass die Hitze zu hoch ist; die Butter sieht dick und trüb aus und es bildet sich Schaum an der Oberfläche. Den Schaum nicht umrühren oder aufwühlen, denn er bildet eine Barriere, die für die Temperaturregelung wichtig ist.

Nach drei Stunden Köcheln sollten sich kleine Bläschen bilden; nicht umrühren, den Schaum nicht entfernen und nicht stören. Ohne Deckel weiterköcheln.

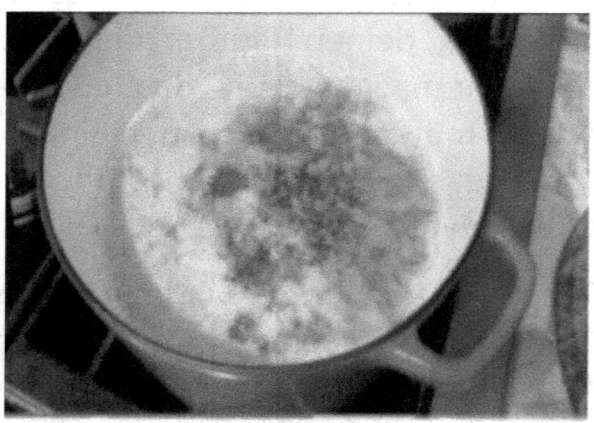

Die wunderbare Heilkraft des Ghees.

Je nach Herd und Temperatureinstellung, 9 bis 12 Stunden weiterkochen.

An diesem Punkt ist der Kochvorgang abgeschlossen. Lege ein sehr feines Sieb, eine doppelte Lage Seihtuch oder Musselin über das Gefäß in dem das Ghee aufbewahrt werden soll, wie zum Beispiel einem

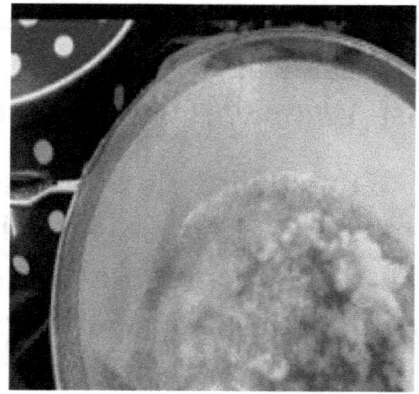

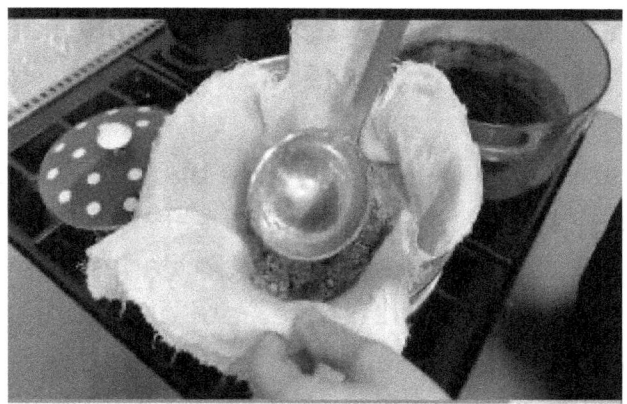

Ton- oder Keramiktopf oder alternativ einem sauberen Einmachglas mit luftdichtem Deckel.

Schöpfe den Inhalt des Topfes vorsichtig mit einer großen Kelle in das Seihtuch, wobei du darauf achten musst, dass kein Bodensatz in das Glas gelangt (der Bodensatz würde das Ghee ranzig werden lassen).

Den Deckel erst auf das Glas schrauben, wenn das Ghee vollständig abgekühlt ist.

Alternative Methode zur Herstellung von Ghee im Slow Cooker (Schongarer)

Alternativ kann die Butter auch bis zu 9 Stunden (oder über Nacht) in einem Schongarer (Slow Cooker) gekocht werden. Die Butter langsam erhitzen; die Fettpartikel sinken auf den Boden, der Schaum auf der Oberfläche nimmt ab und das reine Butteröl wird klar. Sobald das Sprudeln aufhört und der Bodensatz der Pfanne goldgelb oder hellbraun zu werden beginnt, die Pfanne vom Herd nehmen und abkühlen lassen.

Hinweis: Menge und Qualität der ungesalzenen Butter sowie der Herd und der Topf, die zum Kochen verwendet werden, können das Ergebnis des Rezepts drastisch beeinflussen. Passe die Zeiten entsprechend an. Keine Aluminiumtöpfe und -pfannen verwenden. Pfanne nicht abdecken. Ghee kann in einem luftdicht verschlossenen Glas sicher in der Speisekammer aufbewahrt werden. Am besten kleine Menge für den Gebrauch während der Woche herausnehmen.

Ghee und Honig dürfen NICHT zu gleichen Teilen gemischt werden.

Video: https://youtu.be/5VRrtOgBai8

Wie man Mungbohnensuppe schmackhaft macht

(Eingereicht von Menschen aus aller Welt)

Wenn du mit dem Grundrezept eine fantastische Suppe zubereitet hast, möchtest du vielleicht mit leichten Änderungen und Variationen experimentieren. Probiere diese Vorschläge aus, um die ideale Suppe zu kreieren und/oder Möglichkeiten zu ent-decken, wie du verschiedene Versionen kreieren kannst, um ein bisschen Spaß zu haben! Mit Hilfe dieser Tipps und Tricks von Menschen aus der ganzen Welt und ihre Anpassungen kannst du wirklich köstliche Mungbohnensuppe zubereiten.

Andrea K.:

Die Zugabe von Ghee-Röstzwiebeln, die über die Suppe gestreut werden, verleiht ihr einen zusätzlichen geschmacklichen Pepp.

Zwiebeln verändern ihre Eigenschaften, wenn sie in Ghee sanft geröstet werden, und werden süß. Der süße Geschmack gibt dem Körper Kraft und senkt das Vata-Dosha. Du kannst auch Kardamom und Fenchelpulver hinzuzufügen, wenn du die Masala-Zutaten zu Beginn in Ghee röstest.

Mike S:

Ich röste die Senfkörner in Ghee im InstantPot™ an und gebe dann Ingwer und Knoblauch hinzu, bis sie leicht gebräunt sind. Dann füge ich den Rest der Gewürze und bei Bedarf Wasser hinzu, um ein

Anbrennen zu verhindern. Dann gebe ich bereits gekochte Mungbohnen und anderes Gemüse nach Belieben mit mehr Wasser hinzu: Karotten, Sellerie, Rote Bete und grüne Bohnen!!! Es ist fantastisch - die aufgeführten Gemüse wurden mir von Dr. Priyanka (Ayushakti) genannt, aber sie sagte, dass ich keine Kartoffeln oder Süßkartoffeln essen darf.

Clare and Mark D.:

Unser Geheimnis ist die Zugabe von frischem Grünkohl, Rosenkohl und Mangold aus dem Garten, Garam Masala und mehr schwarzen Senfkörnern

Geeta:

Kokum und Tamarinde machen das Gericht leicht säuerlich. (Hinweis: Von Tamarinde und aänderen sauren und fermentierten Lebensmitteln wird abgeraten. Kokum ist großartig, um die gleiche Art von Geschmack zu erzeugen und hilft bei der Verdauung).

Indraini M:

Wenn du magst, kannst du eine oder zwei Prisen Hing oder Asafetida hinzufügen, das Gewürz, das die Verdauung fördert und Blähungen verhindert. Es hat ein starkes Aroma, also mit Bedacht hinzufügen.

Jon D:

Am einfachsten und schmackhaftesten ist für mich die Zugabe von Lawry's Casero Adobo Seasoning! Ich mag die Variante mit Pfeffer, aber es scheint auch eine Version ohne Pfeffer zu geben. (Hinweis:

Immer die Inhaltsstoffe von zusätzlichen Gewürzen lesen und auf Zusatzstoffe achten - vor allem, wenn du entgiftest.)

Mandy P:
Doppelt so viel Ingwer und Knoblauch zu nehmen hat mir geholfen. Außerdem habe ich festgestellt, dass ich manche Arten von Ghee viel besser mag als andere.

Linda:
Dem Originalrezept für Mungsuppe hinzufügen:

- 1 Dose Kokosnussmilch, 1 Blumenkohl und 2 EL Shawarma-Gewürz

Marie S:
Wir geben alle möglichen Gemüsesorten in die Suppe, jedes Mal anders, damit sie nicht langweilig wird - Karotten, Brokkoli, Zucchini, Süßkartoffeln, Sellerie und Spinat.

Paige H:
Das Beste, was ich für den Geschmack getan habe, ist, Zwiebel, Knoblauch und Gemüse zu verdoppeln oder zu verdreifachen.

Shyama D:
Ich lasse die Bohnen sprießen, koche sie, kühle sie ab und gebe sie in den Mixer, bis sie cremig sind. Sie kommen zurück in den Topf, dann werden die Gewürze hinzugefügt und noch etwas weiter gekocht, damit sie sich vermischen und cremig werden.

Arati M:

Ich verwende eingeweichte und gekeimte Mungbohnen und halte sie für Suppen, Salate, Omeletts, Idlis und Vadas bereit. Jedes gemischte Gemüse kann hinzugefügt werden. (Anmerkung: Es gibt eine Debatte darüber, ob Keimung besser ist oder nicht. Im Allgemeinen rät Dr. Pankaj Naram nicht dazu, die Bohnen zuerst zu keimen. Manchmal führt das Keimen der Bohnen dazu, dass sich mehr Gas bildet. Wenn die Bohnen gekeimt werden, wird dieses Problem durch das Kochen beseitigt).

Tipps zur Reduzierung von Blähungen und Völlegefühl

(Eingereicht von Menschen aus aller Welt)

Julia G:

Grundsätzlich wird empfohlen, Mungbohnen über Nacht einzuweichen. Ein längeres Einweichen und mehrmaliges Spülen unter Zugabe von neuem Wasser hilft, Gas zu vermeiden. Ich weiche die Bohnen etwa 32 Stunden ein, um die von mir gewünschte Konsistenz zu erhalten, wobei ich beim ersten Einweichen 1 TL Rohzucker hinzugebe und das Wasser zweimal wechsle. Seit ich damit begonnen habe, habe ich keine Probleme mehr. Ich verwende auch 1 TL Backpulver dafür.

Aparna Y:

Mein Ayushakti-Arzt empfahl mir, Mung Dal (geteilte und geschälte ganze grüne Mungbohnen) zu verwenden, um Blähungen zu vermeiden.

Jane W:

Ich habe festgestellt, dass es hilft, die Bohnen vor dem Einweichen sehr gut abzuspülen und dann 6-8 oder 12 Stunden einzuweichen. Im Idealfall wechsle ich das Wasser alle 2-3 Stunden und spüle sie vor dem Kochen sehr gut ab, was sehr hilfreich ist. Es hat einige Zeit gedauert, bis ich herausgefunden habe, wie ich keine Blähungen mehr bekomme.

Jon D:

1 EL roher Rohrzucker mindestens 24 Stunden lang zu den eingeweichten Mungbohnen geben, bis die Schalen aufplatzen, dann Hing und Kokum hinzufügen. Die meisten werden keine Blähungen verspüren. Wir alle haben ein unterschiedliches Magen-Darm-System, aber die bisherigen Vorschläge haben bei den meisten wie Magie gewirkt.

- Hier ist auch ein alter Heiltee, der mir empfohlen wurde und der Blähungen reduzieren kann...
- 1 Teelöffel Jeera-Pulver (Kreuzkümmel)
- ½ Teelöffel Shunthi (Ingwer)
- ¼ Teelöffel Ajwain (Karom oder Bischofskraut)
- ½ Teelöffel schwarzes Salz

1 Prise Hing (Asafoetida)

Alles in einem halben Glas Wasser mischen und zwei Mal täglich nach dem Essen trinken. Wenn du unter Blähungen leidest, 4 Mal am Tag einnehmen.

1 TL Rohzucker oder Backpulver zu den über Nacht eingeweichten Mungbohnen geben. Wasser

ausschütten und Bohnen vor dem Kochen abspülen. Manche Leute haben auch berichtet, dass gekeimte Bohnen mehr Blähungen verursachen, daher bevorzuge ich ungekeimte ganze grüne Mungbohnen. Wenn du vergessen hast, die Bohnen über Nacht einzuweichen, kannst du sie vor dem Kochen dreimal parboilen (Die Bohnen in Wasser auf den Herd stellen, erhitzen bis das Wasser gerade kocht, dann das Wasser abgießen, neues Wasser hinzufügen und den Vorgang dreimal wiederholen).

Ken W:
Ein paar Datteln hinzufügen. Die Bohnen einen halben Tag lang einweichen lassen, bis sie anfangen zu sprießen. Während des Einweichens Backpulver hinzugeben, um die Lektine zu reduzieren.

Linda:
Um die durch Schwefel verursachten Blähungen zu reduzieren, die Bohnen einweichen und dann mit 1 EL Anissamen oder Kombu-Algen kochen.

Mindi S:
Die Bohnen in Rohzucker und Apfelessig einweichen.

Alison S:
Bei Blähungen können die folgenden Tipps helfen:

- Bohnen länger einweichen (bis zu 18 Std.) und mehrmals abspülen; beim Einweichen der Bohnen 1 TL Backpulver und Seetang hinzu. Keine gekeimten Bohnen verwenden, wenn du zu Blähungen neigst.

- Bei Blähungen können zusätzliche Heilmittel angeboten werden. Mit der Zeit werden sie weniger.
- Du kannst mehrere Chargen kochen und Tagesportionen einfrieren, aber bewahre die Suppe nicht länger als eine Nacht im Kühlschrank auf. Wenn du sie über Nacht im Kühlschrank aufbewahrst, füge frische Gewürze hinzu.
- Ein InstantPot™ oder Schnellkochtopf verkürzt die Kochzeit erheblich.
- Pfannkuchen mit Mungbohnenmehl sind auch eine Möglichkeit.
- Ich liebe auch die Idee, an Dr. Pankaj Naram zu denken, wenn ich Mungbohnen koche und esse, und dabei Liebe hinzuzufügen.
- Mungbohnen gibt es in gelber und grüner Form - finde heraus, welche dir am besten schmeckt.

Camille T

Ich habe gerade eine Schule für vegetarische Naturküche abgeschlossen, für die ich inzwischen als Dozentin arbeite. Für alle, die Probleme mit Mungbohnen haben, wollte ich hier weitergeben, was wir dort über die Zubereitung von Bohnen gelernt haben.

Mungbohnen gehören zu den am schnellsten zu kochenden und am leichtesten verdaulichen Bohnen (im Vergleich zu Kidneybohnen oder Kichererbsen). Einige meiner Lehrer würden sogar sagen, dass man diese Bohnen nicht einweichen muss, vor allem, wenn man sie in einem Schnellkochtopf zubereitet. Um die Verdaulichkeit zu maximieren, können folgende Schritte sehr hilfreich sein:

- EINWEICHEN: Die Bohnen waschen und 6-8 Stunden lang einweichen. Das Wasser wegschütten und die Bohnen abspülen, um die schwer verdaulichen Bestandteilen im Einweichwasser zu entfernen.

- VORKOCHEN NACH DEM EINWEICHEN: Die Bohnen mit Wasser bedecken (im Schnellkochtopf ca. 1,5 cm über der Bohnenlinie, im normalen Topf ca. 2 cm über den Bohnen) und bei geschlossenem Deckel 5-10 Minuten lang kochen lassen.

Den Schaum/Schleim abschöpfen, den die Bohnen während dieses Vorgangs abgeben. (Man kann sich vorstellen, welche Reaktion diese schwer verdaulichen sekundären Bestandteile der Bohnen im Darm auslösen, wenn sie dort längere Zeit verbleiben). Das Wasser muss nicht weggeschüttet werden - solange man den Schaum abschöpft, kann man die Bohnen in dem verbleibenden Wasser kochen. (Im Schnellkochtopf sollte die Wasserlinie nicht tiefer als die Bohnenlinie sein, und in einem normalen Tops etwas höher als die Bohnenlinie.)

- KOCHE DIE BOHNEN MIT EINEM VERDAUUNGSHELFER: Verschiedene Kulturen verwenden diverse Pflanzen, um die schwer verdaulichen sekundären Bestandteile der Bohnen abzubauen bzw. zu neutralisieren und die Verdauung zu unterstützen. Uns wurde beigebracht, 0,5 bis 1 cm Kombu pro Tasse trockener Bohnen zu verwenden (in einem eher makrobiotisch/japanisch inspirierten Programm). Es scheint, dass Hing/Asafoetida das indische/ayurvedische Äquivalent ist. Beim Verwenden von

Kombu alle salzigen Rückstände abspülen und dann zu den Bohnen geben, bevor sie zum Kochen abgedeckt werden - er sollte mit den Bohnen kochen. (Ich weiß noch nicht, wie Hing funktioniert, aber im Buch wird empfohlen, es erst gegen Ende des Kochvorgangs zusammen mit den übrigen Gewürzen hinzuzufügen).

KEIN SALZ HINZUFÜGEN, BIS DIE BOHNEN DURCHGEKOCHT SIND

Ich habe gelernt, dass Salz zwar wichtig ist, um die zellulären Bestandteile von Gemüse und Getreide in den ersten Phasen des Kochens aufzubrechen, aber Bohnen sind eine Ausnahme von dieser Regel, und die Zugabe von Salz in der ersten Phase soll ihre Selbstverteidigungsmechanismen verstärken, wodurch sie schwieriger zu kochen und damit auch schwerer zu verdauen sind.

Bohnen in Wasser mit einem Verdauungshilfsmittel (Kombu-Japan, Hing-Indien, Epazote-Mexiko usw.) kochen und NACH dem Durchkochen das Salz hinzufügen - in diesem Rezept gleichzeitig mit den gerösteten Ghee-Gewürzen und dem Gemüse - und alles zusammen mindestens 10 Min kochen. [Dies ist ein kontroverser Punkt in der Welt des Kochens, aber wenn jemand Schwierigkeiten hat, kann man damit experimentieren und sehen, was funktioniert.]

Milchprodukte und Eier

- Der erste und wahrscheinlich wichtigste Ernährungsratschlag, den wir von Dr. Pankaj Naram lernen, ist der Verzicht auf Milch und Milchprodukte, außer Ghee. Bei der Zubereitung von Ghee werden die festen Bestandteile der Milch entfernt, und Ghee verwandelt sich in eine medizinische Formel mit erstaunlichen heilenden Eigenschaften, die alle drei Doshas ausgleicht: Vata, Pitta und Kapha.

- Dr. Naram empfiehlt täglich 1 TL Ghee in einer Tasse warmem Wasser, auch für Menschen mit hohem Cholesterinspiegel. Studien bestätigen die Behauptung, dass Ghee in kleinen Mengen eingenommen dem Körper gut tut[1].

- Frischer Weichkäse wie Hüttenkäse, Ricotta, Ziegenkäse, frischer Feta-Käse und Paneer sollten für den gelegentlichen Verzehr bevorzugt werden.

- Eier gelten nicht als Milchprodukte; sie sind eine gute Eiweißquelle. Eier sind gut für Vata-Typen, da sie wärmend, schwer, fettig (ölig) und energiespendend sind. Es ist wichtig, Eier nicht zusammen mit Milchprodukten zu essen, da dies die Verdauung erschwert. Pitta- und Kapha-Typen sollten sich an das Eiweiß halten, da das Eigelb erhitzend ist.

---

1 Sharma H, Zhang X, Dwivedi C. The effect of ghee (clarified butter) on serum lipid levels and microsomal lipid peroxidation. Ayu. 2010 Apr;31(2):134-40. doi: 10.4103/0974-8520.72361. PMID: 22131700; PMCID: PMC3215354.

Getreide

Die folgenden Getreide können genommen werden:

- Hirse
- Amaranth
- Quinoa
- Kamut
- Sorghum
- Dinkel
- Mais
- Hafer
- Roggen
- Buchweizen
- Reis
- Wildreis
- Teff

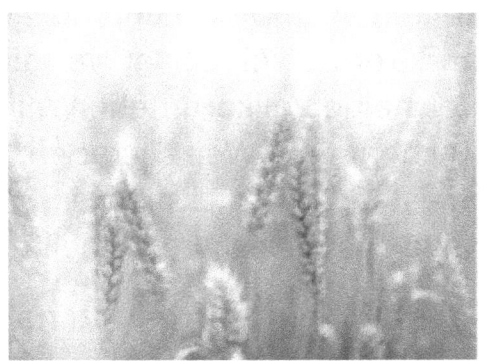

Anstelle von Weizen (Vollkorn- oder Weißmehl) kannst du für alle deine Backwaren Dinkelmehl verwenden.

Moderner Weizen ist das am schwersten zu verdauende Getreide und sollte von den meisten Menschen gemieden werden.

Weizen erzeugt Blockaden, die Entzündungen im ganzen Körper, insbesondere im Verdauungssystem, fördern. Dr. Pankaj Naram empfiehlt dringend, Weizen durch eine der oben genannten Körner/Mehle zu ersetzen. Aufgrund der Ähnlichkeit mit Weizen in Geschmack und Konsistenz kann Sorghum oder Dinkel ein guter Ersatz für alle Arten von Weizen sein (*bei Glutenunverträglichkeit sollten auch Dinkel und Roggen zugunsten anderer Getreidearten vermieden werden). Vermeide Vollkornmehl, Weißmehl, Allzweckmehl, Kuchenmehl, Weizencracker, gekaufte Kekse, die meisten Frühstücksflocken, Verdickungsmittel und viele aus Weizen hergestellte Snacks.

Teff ist glutenfrei und nahrhaft

Die gebräuchlichen Namen für Teff sind Teff, Liebesgras und einjähriges Straußgras. Teff ist ein uraltes Getreide, glutenfrei, das kleinste Korn der Welt und reich an Nährstoffen. Da die Teffkörner so klein sind, besteht der Großteil des Korns aus der Kleie und dem Keim. Das macht Teff so nährstoffreich, denn Kleie und Keim sind die nährstoffreichsten Teile eines jeden Korns. Dieses Getreide hat einen bemerkenswert hohen Kalziumgehalt und enthält viel Phosphor, Eisen, Kupfer, Aluminium, Barium und Thiamin. Es gilt als ein Getreide mit einer ausgezeichneten Aminosäurenzusammensetzung, wobei der Lysingehalt höher ist als der von Weizen oder Gerste. Teff ist sehr protein-, kohlenhydrat- und ballaststoffreich. Das Korn wird in Australien, Äthiopien, Indien und seinen Kolonien in großem Umfang angebaut und verwendet. Teff wird hauptsächlich in Äthiopien als Getreide angebaut, wo es zu Mehl gemahlen und zum Backen verwendet wird. Er wird auch als Brei gegessen.

Derzeit ist Teff in den USA kaum bekannt und wird selten verwendet, obwohl er in South Dakota, Idaho, Nevada und Kalifornien angebaut wird und in vielen Naturkostläden erhältlich ist. Die Farbe der Teffkörner kann je nach Sorte elfenbeinfarben, hellbraun bis tiefbraun, dunkelrotbraun oder violett sein. Teff hat eine milde, nussige und leicht melasseartige Süße. Der weiße Teff hat einen kastanienähnlichen Geschmack. Die dunkleren Sorten sind erdiger und schmecken mehr nach Haselnüssen. Teff ist ein sehr vielseitiges Getreide.

Teffmehl kann als Ersatz für einen Teil des Mehls in Backwaren verwendet werden, oder die Körner können ungekocht hinzugefügt oder durch einen Teil der Samen, Nüsse oder andere kleine Körner ersetzt werden. Es ist ein gutes Verdickungsmittel für Suppen, Eintöpfe, Soßen und Puddings und kann auch in Pfannengerichten und Aufläufen verwendet werden.

Teff kann auf zwei Arten zu Suppen oder Eintöpfen hinzugefügt werden:

1) Man gibt ihn eine halbe Stunde vor dem Servieren ungekocht in den Topf.

2) 10 Minuten vor dem Servieren gekocht in den Topf geben.

Gekochter Teff kann mit Kräutern, Samen, Bohnen oder Tofu, Knoblauch und Zwiebeln zu Getreide-Burgern verarbeitet werden. Die Samen können auch gekeimt werden, und die Sprossen können in Salaten und auf Sandwiches verwendet werden.

Um Teff zu kochen, 2 Tassen gereinigtes Wasser, ½ Tasse Teff und ¼ Teelöffel Meersalz (optional) in einen Topf geben, zum Kochen bringen, die Hitze reduzieren und zugedeckt 15 bis 20 Minuten köcheln lassen, bis das Wasser aufgesogen ist. Vom Herd nehmen und 5 Minuten lang zugedeckt stehen lassen.

Teff sollte an einem kühlen, dunklen und trockenen Ort in fest verschlossenen Behältern, wie z. B. Gläsern, aufbewahrt werden.

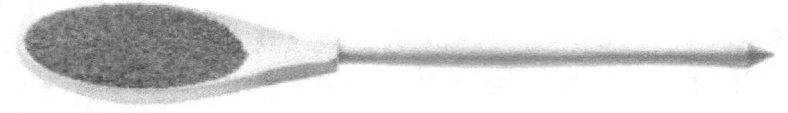

Wissenswertes über Nachtschattengewächse

Was? Keine weißen Kartoffeln? Keine Tomaten? Keine Paprika?

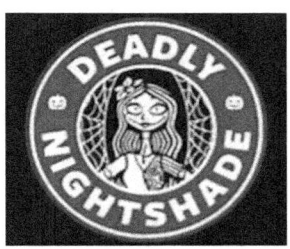

Laut Siddha-Veda neigen Nachtschattengewächse dazu, die Gelenke und die Leber zu reizen. Nachtschattengewächse sind wegen ihres natürlichen Insektenschutzes schwer verdaulich, können die Doshas stören und das Verdauungsfeuer überfordern. Außerdem erhöht sich die Toxizität wenn Käse hinzugefügt wird.

Nachtschattengewächse haben ihren Namen, weil sie nachts wachsen und "tödliche Nachtenergien" absorbieren. Aufgrund ihrer stimulierenden Natur gelten sie als Verstärker von mentalem Stress und Angstzuständen.

Liste der zu vermeidenden Nachtschattengewächse:

- Weiße Kartoffeln
- Tomaten
- Tomatillos
- Tamarisken

- Peperoni
- Pimentpflanzen
- Auberginen
- Paprikaschoten
- Chili-Paprika
- Cayennepfeffer
- Paprika
- Tabasco-Sauce und ähnlich scharfe Saucen mit rotem Pfeffer
- Belladonna (Schwarze Tollkirsche), hochgiftig, tödliches Nachtschattengewächs

Speiseöle

Bio-Kokosnussöl, Bio-Avocadoöl, Bio-Rapsöl und vor allem Ghee eignen sich am besten zum Kochen. Olivenöl ist vorteilhaft, wenn es als kaltgepresstes natives Öl extra verwendet und über gekochtes Gemüse geträufelt wird, aber einige Studien warnen davor, dass es sich nicht zum Kochen bei großer Hitze eignet.

Erdnuss- und Senföl erhöhen Pitta und sollten daher von Menschen mit einer Pitta-Konstitution oder einem Pitta-Ungleichgewicht vermieden werden.

Margarine, Schmalz, Crisco®, Kochsprays und alle Ölimitate sollten komplett vermieden werden.

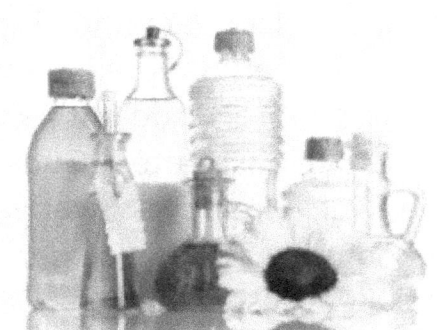

Raffinierter Zucker

Kürzlich wurde ich gefragt, was gegen Zucker spricht, wenn man schlank ist und zunehmen möchte. Wäre der höhere Kaloriengehalt in solchen Fällen nicht von Vorteil?

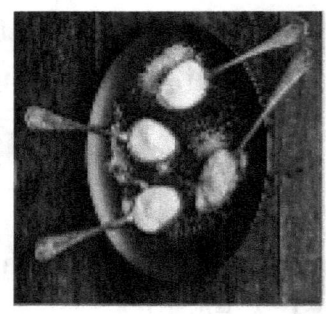

Laut Siddha-Veda gibt es sechs Rasas (Geschmacksrichtungen): süß, sauer, salzig, bitter, scharf und herb, wobei süß die wichtigste ist. Der süße Geschmack sollte am besten von süßen Früchten, Reis, Getreide, Hülsenfrüchten, Nüssen und Samen, Ghee und einigen Gemüsesorten (Rüben, gekochte Karotten, Süßkartoffeln usw.) kommen.

Süßer Geschmack gleicht Vata und Pitta aus, erhöht aber Kapha. Zu den Hauptelementen des süßen Geschmacks gehören Erde und Wasser. Die damit verbundenen Eigenschaften (Gunas) sind schwer, kalt, ölig, weich, relativ schwer verdaulich, erdend, aufbauend und nährend. Zu den positiven Emotionen des süßen Geschmacks gehören Liebe, Teilen, Mitgefühl, Freude, Glück und Glückseligkeit.

Von allen Süßungsmitteln wird weniger verarbeiteten Zuckern wie Jaggery, lokal angebautem Bio-Honig und reinem Bio-Ahornsirup eine beruhigende Wirkung auf unseren Geist zugeschrieben. In einer Quelle heißt es: „Weißer Zucker ist süß, erhitzend und hat eine stimulierende Wirkung auf den Körper, die alle Doshas (Vata, Pitta und Kapha) erhöht und ein starkes, nach außen gerichtetes Verlangen in Verbindung mit geistiger Dumpfheit, Depression und Ignoranz hervorruft."

Raffinierter Zucker stammt aus verarbeitetem Zuckerrohr, Mais oder Zuckerrüben; er ist in der Regel eine Kombination aus Glucose und Fructose. Der Körper baut raffinierten Zucker schnell ab, was zu einem raschen Anstieg des Insulinspiegels und des Blutzuckerspiegels führt. Da Obst Ballaststoffe enthält, wird der Zucker langsamer abgebaut und man hat eher ein Sättigungsgefühl als bei raffiniertem Zucker, der das Verlangen nach immer mehr davon weckt.

Honig sollte nie erhitzt oder gebacken werden, nicht in gleichen Teilen (1 zu 1) mit Ghee gemischt werden und nicht an Kinder unter zwei Jahren gegeben werden.

Gewürze

Gewürze helfen bei der Verdauung und der Aufnahme von Nährstoffen und verbessern den Geschmack von Lebensmitteln. Die Speisen sollten so gewürzt werden, dass sie insgesamt eine wärmende, aber keine scharfe Wirkung haben. Wichtig ist die Gesamtwirkung der Gewürzkombination.

Kreuzkümmel, Koriander, Fenchel und Safran sollten großzügig verwendet werden.

Schwarzer Pfeffer, frische Ingwerwurzel und Ingwerpulver, Kurkuma, Zimt, Kardamom, Nelken, Senfkörner, Bockshornklee und Muskatnuss. Dill, Anis, Basilikum (Tulsi), Oregano, Mohn, Majoran, Salbei, Mineralsalz (unraffiniertes Meersalz), Rosmarin, Thymian, Lorbeerblatt und Asafoetida (Hing) können ebenfalls verwendet werden.

ANMERKUNG: Scharfe Gewürze (rote Chilies und Cayennepfeffer) vermeiden, besonders bei Pitta Dosha.

Siehe auch Gewürz-Leitfaden in Hindi und Deutsch mit Anmerkungen.

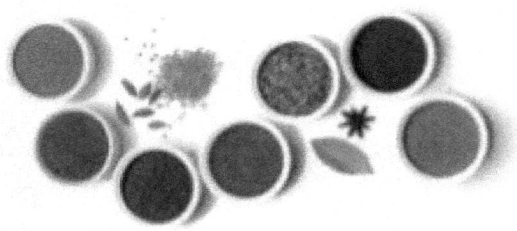

Was gehört in eine gut ausgestattete Küche

- Elio

Für die Sicherheit: Ein Feuerlöscher oder zumindest ein Feuerlöschspray zum Löschen kleinerer Küchenbrände.

Zum Abmessen und zur Zubereitung:

- Schneidebrett (Bambus eignet sich sehr gut)
- Besteckset (Messerset mit Schärfer)
- Messlöffel und Becher
- Gemüseschäler
- Metallspachtel
- Zange
- Seiher (Sieb)
- Seihtuch (für die Herstellung von Ghee)
- Pergamentpapier
- Nudelholz (Walze)

Zum Mixen:

- Stabmixer/Zerkleinerer
- Ein Satz stapelbarer Rührschüsseln (eventuell mit Deckel, empfohlen)
- Schneebesen
- Große Holzlöffel und Spachtel

Für das Kochen auf dem Herd oder im Backofen

- Töpfe und Pfannen aus Kupfer oder rostfreiem Stahl mit Deckeln
- Eine 23cmx23cm und 23cmx30cm Bratpfanne für den Ofen
- Runde Kuchenformen (optional)
- Wasserkocher für kochendes Wasser (oder ein elektrischer Wasserkocher)
- Teekanne mit einem Tee-Ei für losen Tee

Gut zu haben und zur Aufbewahrung

- Glasschüsseln mit Deckeln (Schüsseln sind platzsparend
- Häcksler, Reibe, Kartoffelstampfer, Ausstecher, Würfelschneider
- Mach das Beste draus - benutze, was du hast, was du dir leisten kannst, und baue darauf auf.

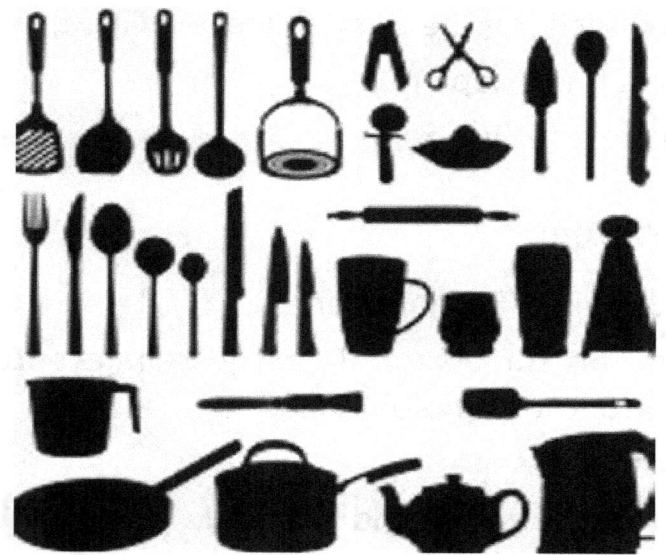

Beispiel einer Einkaufsliste

Mit dieser Liste kannst du Suppen, Smoothies, Elektrolyte, Energiedrinks, Schokoladen-Brownies, Cracker, gesundes Brot und vieles mehr herstellen!

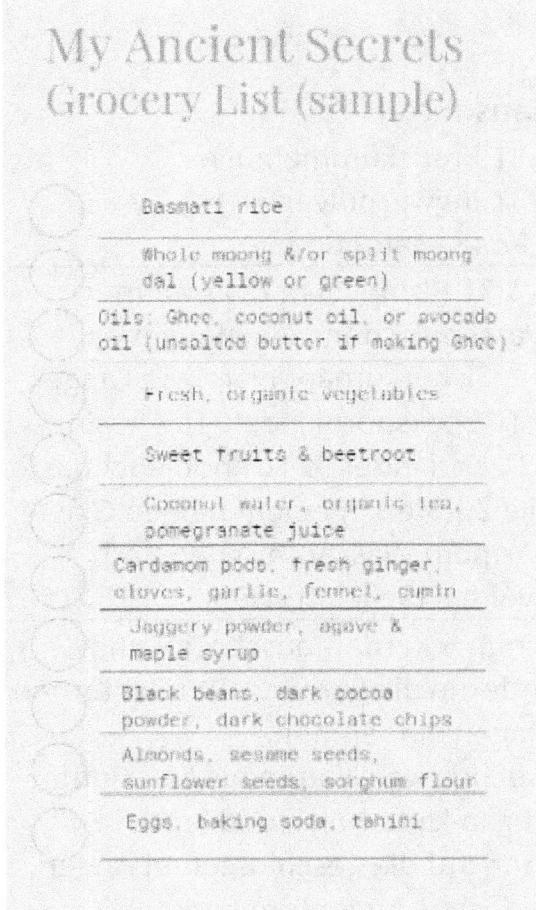

Liste von Bio-Gemüsen: Zucchini, Spinat, Squashes, Kürbisse, Blattgemüse, Mangold, Zwiebel, Knoblauch, Möhren, Paprika, frischer Ingwer, Brechbohnen, grüne Erbsen, Zuckerschoten, Spargel, Fenchel, Steckrübe, Brokkoli, Rote Bete, Sellerie, Chicorée, Lauch, Flaschenkürbis

Hausmittel – Ayushakti

Dein Ayushakti-Arzt (Vaidya) wird dich beraten, welche Hausmittel du einnehmen kannst. Du kannst sie mit deinen Freunden und deiner Familie teilen, wenn es um die unten genannten Beschwerden geht.

Beschwerde	Hausmittel
Agni, Verdauungsfeuer (niedrig)	½ TL Kreuzkümmelpulver ½ TL Ingwerpulver 1 Prise Asafoetida
Arthritis, Gelenk-, Knie- und Nackenschmerzen; Morgensteife, Schulterschmerzen	1. 1 TL Rizinusöl mit warmem Wasser vor dem Schlafengehen. 2. 1 TL Kurkumapulver, ¼ TL Ginger, ½ TL Bockshornklee, ¼ TL Ajwain, 1 TL Koriander, ½ TL Knoblauchpaste. Alle Zutaten in einem halben Glas warmem Wasser mischen und zweimal täglich trinken.
Augenprobleme (Brennen, Kurz- und Weitsichtikeit, Überanstrengung	Nimm 5 Kardamonschoten und entferne die Samen; auf nüchternen Magen einnehmen. Tauche zwei Wattepads 15 Minuten lang in kalte Milch und lege sie dann auf die geschlossenen Augen. Reduziert Augenbrennen.

Beschwerde	Hausmittel
Ausdauer, Energie und natürliche Erhöhung des Eisen- und Kalzium-spiegels	6 Mandeln + 2 getrocknete Feigen + 2 Datteln+ 2 Kardamom + 2 Walnüsse + 1 Teelöffel Fenchelsamen Alle Zutaten über Nacht in einem Glas Wasser einweichen. Am Morgen Datteln entkernen, Mandeln und den Kardamom schälen. Alles mit Wasser oder Mandelmilch in einem Mixer zerkleinern und einen Smoothie herstellen. Gleich am Morgen trinken. Frühstücke nur, wenn du hungrig bist.
Autoimmun- oder Immun-system-ausgleich	Ein Glas frischer Saft aus Karotten, Granatäpfeln und Roter Bete. Füge ½ TL Bio-Kurkuma Pulver hinzu; zweimal am Tag trinken.
Blähungen, Verdauungs-störungen	1 TL Kreuzkümmelpulver, ½ TL Ingwer, ¼ TL Ajwain (Karom), ½ TL schwarzes Salz, 1 Prise Hing. Alles in einem halben Glas Wasser mischen und zweimal täglich nach dem Essen einnehmen. Bei starken Blähungen, 4 Mal am Tag einnehmen.
Bluthochdruck, Marmaa für Bluthochdruck	½ Glas weißer Kürbissaft täglich auf nüchternen Magen. Ghee auf die Schläfen auftragen, den Marmaa-Punkt an den Schläfen 6 mal drücken, 6 x täglich

Beschwerde	Hausmittel
Cholesterin (Senkung)	2 EL Flohsamenschalen, 1 TL Mehti-Pulver (Bockshornklee) mit 1 Glas Wasser, zweimal täglich. 1 Knoblauchzehe auf leeren Magen am Morgen.
Diabetes	½ TL Kurkumapulver, ½ TL Bockshornkleepulver, 1 TL Amla-Pulver (indische Stachelbeere) 1 TL Jamun Beej-Pulver (Brombeere) Alles zusammenmischen und am besten morgens auf nüchternen Magen mit Wasser einnehmen.
Entgiftung bei Toxizität	1 TL Kreuzkümmelpulver, 1 TL Koriandersamenpulver, ½ TL Ingwerpulver, 1 TL Fenchelsamenpulver Alles in 1 Liter Wasser 5-10 Minuten lang kochen und in einer Thermoskanne warmhalten. Über den Tag verteilt trinken. Ernähre dich nur von Kitchari, Mung und Gemüse.
Erkältung/ Husten/ Allergie/ Verdauung und Nebenhöhlen	10 Tulsiblätter (oder Basilikum) + 2,5 cm langes Stück frischer Ingwer - beides zerdrücken und den Saft daraus gewinnen (ca. 1 - 2 TL) + 1 TL Honig + ¼ TL schwarzes Paprikapulver, ½ TL Knoblauchsaft. Diese Mischung 2-3 mal täglich einnehmen.

Beschwerde	Hausmittel
Gedächtnis	TL Brahmipulver (Gotu kola) mit ½ Glas Wasser täglich; oder Ayushakti Sumedha 1 Tablette, 2x am Tag.
Hormonelles Ungleich-gewicht	¼ TL Ajwain-Pulver (Karom oder Bischofskraut), 1 TL Kreuzkümmel-Pulver, 1 TL Fenchelsamenpulver, in ½ Tasse Wasser mischen und zweimal täglich einnehmen.
Kalzium-Ergänzung	Nimm täglich zwei der folgenden Lebensmittel zu dir, und du hast genug Kalzium, um deine Knochen zu unterstützen - 100 g Amaranth (rajgira), gekocht - 100 g Ragi (Rote Hirse/nachni) - 1 Tasse gekochter Spinat, täglich - 1 EL weiße Sesamsamen, 2/Tag - 4 Mandeln, zweimal/Tag - 200 g gekochter Broccoli, täglich
Menstruations-blutung, übermäßig stark	1 Teelöffel Kreuzkümmelpulver, 1 Teelöffel Korianderpulver, 4 Prisen Alaunpulver, ½ Teelöffel Rohzucker. In einem halben Glas Wasser verrühren und jede Stunde trinken.

Beschwerde	Hausmittel
Menstruations- blutung, unregelmäßig oder keine Blutung	1 TL Kreuzkümmelpulver ½ Teelöffel Dillsamenpulver ¼ Teelöffel Ajwain-Pulver (Bischofskraut oder Karom) 1 Teelöffel Jaggery In 200 ml warmes Wasser geben und 2x täglich einnehmen, nach dem Frühstück und Abendessen.
Neurologisches Tonikum	½ Glas weißer Kürbissaft täglich auf nüchternen Magen.
Nieren (schwach), Ödeme	1 TL Gerstenkörner (Jav) mit 2 Tassen Wasser aufkochen und filtern. 1 TL Korianderpulver, 1 TL Kreuzkümmelpulver, ¼ TL Kardamompulver hinzufügen und warm trinken. 3 Mal pro Tag.
Polyzystische Eierstocker- krankung (PCOD)	1 TL Kreuzkümmel ¼ TLl Ajwain-Samenpulver 1 Prise Asafoetida ¼ TL Steinsalz 1 TL Fenchel ½ TL Saraca Indica (Asoka) Alles in einem halben Glas Wasser (gefiltert) gut vermischen und 3 Mal täglich trinken. Mindestens 6 Monate bis 1 Jahr lang einnehmen.

Beschwerde	Hausmittel
Psyche, Gelassenheit, Überwindung von Panik - Marmaa Punkte	1. 6 Mal auf die Mitte beider Ohrläppchen drücken. 2. Drücke mit dem Zeigefinger 6 Mal auf die Mitte der Oberlippe. Während dieser Marmaas aufrecht auf einem Stuhl sitzen, mit den Füßen flach auf dem Boden. 3. Kopf Marmaa: ½ TL Ghee auf die Kopfmitte geben und einmassieren.
Schlaf, Marmaa für Schlaf	Abends 5-10 Minuten vor dem Schlafengehen Schläfen und Füße mit Ghee massieren.
Spermienzahl, Erhöhung	1. 25 Gramm gekochte Urad (schwarze Linse) Dal täglich. 2. Saft von 2 frischen Amla (Myrobalan-Frucht, auch indische Stachelbeerfrucht genannt). 3. 2 entkernte Datteln mit Ghee gefüllt, morgens auf nüchternen Magen; am besten alle drei Hausmittel nehmen, mindestens 6 Monate lang.
Stoffwechsel verbessern	1 TL Ingwerpulver (Shunthi). In 1 Liter Wasser 5-10 Minuten kochen und dann in eine Thermoskanne füllen (zum Warmhalten). Nach und nach über den Tag verteilt trinken, um den Stoffwechsel zu aktivieren, Fett zu verbrennen und Stauungen in den Atemwegen zu reduzieren.

Beschwerde	Hausmittel
Strahlen-belastung	Triphala (Pulver aus drei Früchten), Minztee, Kurkuma. Ernährung mit Mung, gesundem Gemüse und frischen, süßen Früchten.
Übersäuerung, Sodbrennen	20 Munakka (schwarze Rosinen) über Nacht in ½ Glas Wasser einweichen. Zerdrücken und filtern und 1 TL Kreuzkümmelpulver, ½ TL Fenchel, ¼ TL getrockneter Ingwer, ½ TL Süßholzwurzelpulver, 1 TL Amla (indische Stachelbeere) hinzufügen. Zusammenmischen und 3x am Tag einnehmen.
Verstopfung	Ein TL Ayushakti's Amrutadi Pulver mit einem halben Glas warmem Wasser täglich am Abend.

Wir hoffen, dass diese Heil- und Hausmittel hilfreich sind. Denk immer an die Weisheit von Meister Jivaka: Was für den einen Medizin ist, kann für den anderen Gift sein.

Jeder Mensch ist einzigartig und anders. Wenn du Fragen zu den Heilmitteln hast, konsultiere bitte einen Ayushakti Vaidya, besuche eine Pulsdiagnose in deiner Nähe oder buche eine Videokonsultation mit einem geschulten Praktizierenden der Jahrtausendealten Geheimnisse.

http://www.AncientSecretsFoundation.org/consultation

(Wenn du die Videokonsultation über diesen Link buchst, wird automatisch Geld für die Waisenhäuser in Nepal gespendet).

Für eine persönliche Pulsdiagnose (die Interessenbekundung ist kostenlos, die Buchung einer Beratung ist kostenpflichtig): Fülle dieses Formular aus, um dich auf die Warteliste für eine Pulsdiagnose zu setzen und/oder dein Interesse an einer Pulsdiagnose zu bekunden:

https://forms.gle/7AwjTJqK77wMkFzK6

Überblick über verschiedene Diäten

Spreche mit deinem Vaidya, Arzt oder Ernährungsberater, bevor du mit einer größeren Nahrungsumstellung beginnst, insbesondere wenn du verschreibungspflichtige Medikamente einnimmst, schwanger bist oder an einer chronischen Krankheit leidest. Keine Diät ist für jeden geeignet; beachte dein Dosha-Gleichgewicht: Vata, Pitta und Kapha.

Type of Diet	Anleitung
Diät zur Verbrennung von Giftstoffen, auflösen von Blockaden und zur Gewichtsreduktion	1) 1-2 Tage Ingwerwasser-Diät. (2 TL Ingwerpulver in 5 Gläser Wasser geben. Zum Kochen bringen und abtropfen lassen.) 2) 3 Tage Mungbohnensuppe (eine Tasse ganze Mungbohnen über Nacht einweichen, am Morgen unter Zugabe von 3 Tassen Wasser, Knoblauch-Ingwer-Paste, Kreuzkümmelpulver, schwarzem Pfeffer und Salz im Schnellkochtopf kochen und mit Korianderblättern garnieren. Eine Suppe daraus machen und trinken, wenn du tagsüber hungrig bist.

Type of Diet	Anleitung
	3) 5 Tage Mungsuppe und Gemüse. Gib Squash, Zucchini, Kürbisse, Spargel, Karotten, etc. zu den eingeweichten Mungbohnen, füge genug Wasser hinzu, würze die Suppe nach deinem Geschmack und koche sie zu einer dicken Konsistenz. Über den Tag verteilt trinken wenn du hungrig bist. **4)** Kehre zu einer normalen Ernährung zurück, beschränke dich aber auf einen Anteil von 60% Gemüse, 30% Eiweiß und 10% Kohlenhydrate. **Liste der erlaubten Gemüse:** Zucchini, Squashes, Kürbis, Blattgemüse, Spinat, Mangold, Zwiebeln, Knoblauch, Karotten, Paprika, Ingwer, Brechbohnen, grüne Erbsen, Zuckererbsen, Spargel, Fenchel, Steckrübe, Brokkoli, Rote Bete, Sellerie, Chicorée und Lauch, Flaschenkürbis.

Type of Diet	Anleitung
Diät bei hormonellem Ungleichgewicht	Esse 60% Gemüse, 30% Eiweiß und 10% Kohlenhydrate. Vermeide rotes Fleisch, Weizen und saure, gebratene oder fermentierte Lebensmittel.
Entgiftungsdiät	Jeden Monat 5-7 Tage nur Mung und Gemüse essen: Du kannst 3-5 Mal am Tag Gerichte aus Mung und Gemüse essen, wenn du hungrig bist. Nichts anderes essen. Man kann Kaffee oder Tee trinken, maximal 2 Tassen pro Tag, möglichst entkoffeiniert, ohne Zucker oder Sahne.
Tridosha-Diät	1 Weißkohl (Pitta/Kapha)/Spinat (Vata) 2 Karotten 1 Apfel/Granatapfel. Daraus 1 Glas Saft herstellen. ½ TL Bio Kurkumapulver hinzufügen.

Funktion der wichtigsten Kräuter

Denke daran, dass jeder Mensch anders ist. Was für den einen Medizin ist, kann für den anderen Gift sein. Erkundige dich bei deinem Vaidya, um zusätzliche Informationen darüber zu erhalten, wie du die Kräuter für dein spezielles Dosha und deine Situation verwenden kannst.

Was	Kräuter & Beschreibung	Typ	Zusätzliche Information
Gehirn	**Ashwagandha:** verbessert die Gehirnfunktion; hilft bei Nebennierenermüdung, gesunde Schilddrüse	Adaptogen	**Ashwagandha:** Gleicht überschüssiges Vata und Kapha aus, kann Pitta-Ungleichgewicht hervorrufen, Aam (toxische Anreicherung)
	Brahmi (Ysopwurzel): Verbessert Gedächtnis und Konzentration, reduziert Angst und Stress	Adaptogen; Antioxidant	
			Nicht für Schwangere.
	Sage: Kann Gehirnfunktion verbessern	Antimikrobische Wirkung	Kann mit Amitriptyline reagieren, harntreibend

Was	Kräuter & Beschreibung	Typ	Zusätzliche Information
Herz	**Kurkuma:** Verbessert Blutzirkulation; entzündungshemmend **Knoblauch:** Senkt Cholesterin (schlechtes) **Arjuna:** unterstützt kardiovasculäre Gesundheit **Grüner Tea** (Camellia sinensis)	Ernährung und Lebensstil sowie Stressbewältigung sind entscheidend für die Herzgesundheit	Kurkuma kann bei der Schmerzlinderung helfen. Es kann das Blut verdünnen und fördert Blutungen. Vermeiden, wenn Warfarin (Coumadin) genommen wird.
Immunität	**Tulsi:** Hilft bei der Bekämpfung von Infektionen und stärkt die Immunität **Scharfgabe:** hat zusammenziehende und entzündungshemmende Eigenschaften; heilt Wunden	Heiliges Basilikum, Achillea Millefolium Schafgarbe ist gut für Haut wunden und Prellungen	Wird in Hustensäften und Experants verwendet Scharfgabe hat eine leicht beruhigende Wirkung

Was	Kräuter & Beschreibung	Typ	Zusätzliche Information
Leber	**Löwenzahn Wurzel und Blatt:** (taraxacum officinale): Stimuliert den Gallenfluss **Cardamom:** Entgiftet das Blut **Mariendistel (Silymarin):** – kann Entzündungen in der Leber eindämmen **Kurkuma:** kann bei der Behandlung von Hepatitis B und C nützlich sein	Ernährung, Gewicht und Alkoholverzicht sind wichtig für die Gesundheit der Leber	Auf Lösungsmittel und Chemikalien achten, die die Leber schwächen. Vorsicht bei Aloe Vera, Traubensilberkerze, Cascara, Beinwell, Grüntee-Extrakt, Ephedra oder Kava. Auch einige Vitamine können sich negativ auf die Leber auswirken.
Lunge	**Pfefferminz:** Wirkt abschwellend; beseitigt Stauungen. Besänftigt Halsschmerzen. Wirkt krampflösend.		erhöht Vata

Was	Kräuter & Beschreibung	Typ	Zusätzliche Information
Lunge	**Zimt:** Befreit von Schleim		Zimt fördert einen gesunden Kreislauf und gesunde Gelenke
Magen	**Ingwer:** Reduziert Blähungen und bekämpft Übelkeit; wärmend und beruhigend **Pfefferminz** (menthe piperita) krampflösend, bei Koliken, Krämpfen **Fenchel:** Hilft bei Sodbrennen, gibt Energie, reduziert Heiß-hunger auf Zucker **Kreuzkümmel:** gut für Verdauung, Blähungen, Verstopfung	Fenchel ist reich an Anethol und Fenchon, die dafür bekannt sind, dass sie Blähungen lindern. Pfefferminz gut für Reizdarm-syndrom	Ingwer wird auch bei Gelenkschmerzen, Reise-oder Flugkrankheit eingesetzt. Ingwer ist kontraindiziert bei Übersäuerung, bei jeder Form von Blutungen im Alter, Schwindel und chronischen Hauterkrankungen.

Was	Kräuter & Beschreibung	Typ	Zusätzliche Information
Nieren	**Petersilie:** Unterstützt die Nierenfunktionen **Eibischwurzel:** wirkt harntreibend	Ernsthafte Nierenprobleme erfordern die Hilfe eines Facharztes oder eines Ayushakti-Arztes	Sternfrüchte vermeiden, wenn du urämisch bist. Laut der *National Kidney Foundation* ist Folgendes nicht gut für die Nieren: Alfalfa, Aloe, Lorbeer, Capsicum, Cascara, Ingwer, Ginseng, Noni, Senna und andere.

Gebräuchliche Zutaten: Hindi ins Deutsche

(einschließlich der positiven Auswirkungen von Kräutern)

Hindi Name	Deutscher Name	Anmerkung
Ajwain	Selleriesamen (Thymol)	Carom Seeds
Adrak	Frischer Ingwer	
Alsi	Leinsamen	
Amchoor	Mangopulver	
Anardana	Granatapfelkerne	
Ata	Weizenmehl	
Badi Elaichi	Kardamom (Schwarz)	
Besan	Gram Flour (Kichererbsenmehl)	aus halbierten Kichererbsen
Buna	Gebratene Kichererbsen	
Channa	Kichererbsen	Hauptbestandteil in Hummus & Chana Masala
Chana Dal	Kichererbsen, halb	
Dalchini	Zimt	
Dania	Koriandersamen	
Elaichi	Kardamom (Grün)	

Hindi Name	Deutscher Name	Anmerkung
Haldi	Kurkumpulver	
Hing	Asafoetida	
Jaiphal	Muskatnuss	
Jeera	Kreuzkümmelsamen	Seeragam (Tamil)
Kadi Patta	Curryblätter	
Kali Mirch	Schwarze Pfefferkörner	
Kasoori Methi	getrocknete Bockshornkleeblätter	
Kesar	Safran	
Kuskus	Mohnsamen	
Lahsun Powder	Knoblauchpulver	
Laung (Lavang)	Nelken	
Maida	Mehl	
Mehandi	Rosmarin	
Methi Dana	Bockshornklee-Samen	
Moong Dal	Mungbohnen	Auch 'Mung'
Pippali	Langer Pfeffer	
Poha	Reisflocken	
Rava	Grieß	
Shunti	Ingwer, getrocknet	

Hindi Name	Deutscher Name	Anmerkung
Shotputpa	Fenchel, Anissamen	Saunf
Subudana	Sago	
Sabut Moong	Ganze grüne Mungbohnen	
Sabza	Chiasamen	
Tej Patta	Lorbeer) (getrocknet	
Thil	Sesamsamen	
Til Oil	Sesamöl	
Tulsi	Heiliger Basilikum	
Tuvar Dal	Toor Dal/Gelbe Linsen	
Urad Dal	Schwarze Linsen	
Zerra	Kreuzkümmel	Jeera

Gebräuchliche Zutaten: Deutsch zu Hindi

mit Anmerkungen

Deutscher Name	Hindi Name	Anmerkungen
Asafoetida	Hing	Kann helfen, den Blutdruck zu senken
Basilikum (Heiliger)	Tulsi	Adaptogen, entzündungshemmend
Bockshornklee	Methi	Antidiabetikum, Schmerzlinderung
Bockshornkleeblätter (getrocknet)	Kasoori Methi	Verringert Diabetes-Risiko, reduziert Entzündungen, lindert Schmerzen
Bockshornkleesamen	Methi Dana	Antikarzinogene, hypoglykämische Wirkung bei einigen Personen
Chiasamen	Sabza	Antioxidantien, Ballaststoffe, Eiweiß
Curryblätter	Kadi Patta	Bessere Verdauung, Gewichtsabnahme
Fenchel, (Anissamen)	Sanf, Saunf	Herzgesundheit, hilft bei Entzündungen
Granatapfelkerne	Anardana	Entzündungs- und karzinogenhemmend, Gelenkschmerzen

Deutscher Name	Hindi Name	Anmerkungen
Grieß	Rava	ETIKETT LESEN! Reich an Ballaststoffen, unterstützt ein gesundes Herz
Ingwer, frisch	Adrak	Behandelt Übelkeit, Morgenübelkeit
Ingwer, getrocknet	Shunti	Reduziert Fettleibigkeit, hilft be der Verdauung
Kardamom (grün)	Elaichi	Antioxidans und harntreibend
Kardamom (schwarz)	Badi Elaichi	Gesundheit für Herz, Haut und Mund
Kichererbsen	Channa	Hauptbestandteil von Hummus und Chana Masala
Kichererbsen, geröstet	Bhuna Chana	Anämie, Anti-Krebsmittel, Verdauung, Sättigungsgefühl
Kichererbsen, halb	Chana Dal	Steigert die Energie, wirkt gegen Anämie
Kichererbsenmehl	Besan, aus halben Kichererbsen	Hilft bei Akne, Narben und enthält Zink. Gut für die Reinigung der Haare

Deutscher Name	Hindi Name	Anmerkungen
Knoblauch-pulver	Lahsun Powder Antica	Besserer Blutdruck, weniger schlechtes Cholesterin, Grippe und Erkältung
Koriander-samen	Dania	Immunstärkende Antioxidantien
Kreuzkümmel	Zerra, Jerra	Antioxidantien, Anti-Krebs, Gedächtnis
Kreuzkümmel-samen	Jeera, Seeragam (Tamil)	Hilft der Verdauung, stärkt Immunsystem, schleimlösend
Kurkuma-pulver	Haldi	Typ-2-Diabetes, Virusinfektionen, PMS, kann bei Depressionen, hohem Cholesterinspiegel, Alzheimer, Reizdarm, Krebs, Kopfschmerzen und mehr helfen. Vorsicht bei Schwangerschaft oder Stillzeit. Bei Gallenblasen-obstruktion zu vermeiden.

Deutscher Name	Hindi Name	Anmerkungen
Langer Pfeffer	Pippali	Vorsicht bei Schwangerschaft und Stillzeit
Leinsamen	Alsi	Antidiabetikum, Typ II - kann Durchfall, Übelkeit, Hormonprobleme verursachen
Linsen (gelb)	Tuvar Dal	Gewichtsabnahme, hoher Ballaststoffgehalt, Knochengesundheit, Phosphorquelle
Linsen, schwarz	Urad Dal	Bessere Verdauung, gesundes Herz, Diabeteskontrolle, Gewichtsabnahme
Lorbeerblatt (getrocknet)	Tej Patta	Schützt vor Krebs, Stress
Mangopulver	Amchoor	Hautgesundheit, Wohlbefinden, Herz
Mehl	Maida	Natürlich fettarm
Mohnsamen	Kuskus	Durststillende Mineralien

Deutscher Name	Hindi Name	Anmerkungen
Mungbohnen, ganz, grün	Sabut Moong	Gut für Darmgesundheit, entzündungshemmend, antikarzinogen, immunstärkend
Mungbohnen, halbiert	Moong Dal, auch Mung	Herzgesundheit, Antioxidans, Diabetes, reduziert Entzündungen
Muskatnuss	Jaiphal	Antioxidantien, entzündungshemmend
Nelken	Laung (Lavang)	gesunde Knochen und Leber, Antioxidantien, wichtige Nährstoffe
Pfefferkörner (schwarz)	Kali Mirch	Hoher Gehalt an Antioxidantien, Gehirnfunktion
Reisflocken	Poha	Sehr nahrhafte, energiereiches Lebensmittel
Rosmarin	Mehandi	Antioxidativ, entzündungshemmend, vorbeugend gegen Gehirnalterung

Deutscher Name	Hindi Name	Anmerkungen
Sellerie (Thymol)	Ajwain	Gewichtsverlust, gegen Sodbrennen, entzündungshemmend
Sesamöl	Til Oil	Entzündungshemmend, wirkt gegen Arthritis; hilft bei der Blutzucker-Kontrolle
Safran	Kesar, Zaffran	hebt Laune, PMS, Verdauung, kann Blutzucker senken
Sago	Subudana	Kann bei Gewichtszunahme helfen, bessere Verdauung
Sesamsamen	Thil	Kann Entzündungen bekämpfen
Weizenmehl	Ata	Steigert die Energie, gut für die Knochen. Enthält Gluten
Zimt	Dalchini	Antiviral, antibakteriell, Darmgesundheit

Umrechnungstabelle

MASSE (GEWICHT)	LÄNGE
1 ounce (oz) = 28.0 Gramm (g)	¼ inch (in) = 0.6 Zentimeter (cm)
8 ounces = 227.0 g	½ inch = 1.25 cm
1 Pfund (lb) oder 16 ounces = 0.45 Kilogramm (Kg)	1 inch = 2.5 cm
2.2 Pfund =1.0 Kg	

FLÜSSIGES VOLUMEN	TEMPERATUR
1 Teelöffel (TL) = 5.0 Milliliter (ml)	212°F = 100°C
1 Eßlöffel (EL) = 15.0 ml	225°F = 110°C
1 flüssige Ounce (oz) = 30 ml	250°F = 120°C
1 pint (pt.) = 480 ml	275°F = 135°C
1 quart (qc.) = 0.95 Liter (l)	300°F = 150°C
1 gallon (gal.) = 3.80 Liter	325°F = 160°C
	350°F = 180°C
	400°F = 200°C
	450°F = 220°C
Um Fahrenheit in Celsius umzurechnen, 32 abziehen und mit 0.56 multiplizieren	

Backform-Größen

8-inch Kuchenform = 20 x 4-cm Kuchenform
9-inch Kuchenform = 23 x 3.5-cm Kuchenform
11 x 7-inch Backform = 28 x 18-cm Backform
13 x 9-inch backform = 32.5x23-cm Backform
9 x 5-inch Brotbackform = 32.5 x 23-cm Brotbackform
2-quart Auflaufform = 2-Liter Auflaufform

Substitutionstabelle

Original	Healthy Version
Allzweckmehl	Mandelmehl, Sorghum, Hirse, Kichererbsen
Brühwürfel	Gemüsebrühe, Wasser
Semmelbrösel	Haferflocken, glutenfreie Semmelbrösel
Butter	Festes Kokosnussöl, Ghee
Kaffeinhaltiger Tee	Kräutertess
Kuhmilch	Mandel-, Hafer-, Kokosnuss-, oder Reismilch
Weizentortillas	Maistortillas (glutenfrei)
Pasta	Quinoapasta, Gemüsepasta, Linsenpasta, oder Topinamburpasta
Pizzateig	Blumenkohl-Pizzaboden, glutenfreie Pizzateige
Salatdressing	Kaltgepresstes Olivenöl & Weinessig
Sodas (Limonaden)	Kokosnusswasser
Speisesalz	Meersalz
Dickmacher / Stärke	Pfeilwurz
Weiße Kartoffeln	Süßkartoffeln
Weißer Reis	Basmatireis, Brauner Reis
Weißer Zucker	Jaggery oder Palm Jaggery, heimischer Honig (nicht erhitzen), Ahornsirup, Dattelzucker

Ancient Secrets Dosha Quiz

In dem Buch *Jahrtausendealte Geheimnisse eines Meisterheilers* beschreibt der legendäre Meisterheiler Dr. Naram, wie alle Elemente, die in der Natur vorkommen, auch in dir vorkommen (genannt ‚Dosha'- ‚DO-scha'). Wenn sie im Gleichgewicht sind, bist du gesund. Wenn sie unausgewogen sind, erfährst du Un-wohlsein.

Durch Messung des Pulses können die Anhänger der alten Heilwissenschaft feststellen, ob eines der Doshas überwiegt oder ob sie ausgeglichen sind: Tridosha. Dies hilft dem Arzt zu verstehen, was in deinem Körper, deinem Geist und deinen Emotionen vorgeht. Mit dem Puls kann man feststellen, an welchen Beschwerden du wahrscheinlich leidest oder vorhersagen, was in Zukunft auf dich zukommen könnte.

Es hilft dir auch zu verstehen, welche Nahrungsmittel, Kräuter, Hausmittel und Lebensweisen eine Art ‚Medizin' für dich sind. Jivaka, der Arzt des Buddha, sagte: „Alles kann entweder ein Gift oder ein Medikament sein, je nachdem, wie du es benutzt." (*Jahrtausendealte Geheimnisse eines Meisterheilers*, Seite 59)

Wenn du keine Konsultation mit einem Pulsheiler/Praktiker hast, kannst du eine allgemeine Vorstellung davon bekommen, welches Dosha bei dir vorherrscht, indem du die folgenden einfachen Fragen beantwortest.

Wie man antwortet:

Beantworte jede der folgenden drei Abschnitte separat mit den Zahlen 1, 2 oder 3. Trage die Zahl in die gelbe Spalte ein. Wähle die Zahl, die dich in den letzten 90 Tagen am besten beschreibt.

Klingt meistens wie ich	3
Klingt manchmal wie ich	2
Kling selten wie ich	1
Summe jeder Spalte	
Die Spalte mit der höchsten Zahl ist dein dominantes Dosha.	

Jeder Mensch hat einige Merkmale aller drei Doshas; das Gleichgewicht oder das Fehlen eines Gleichgewichts gibt uns gute Informationen, um die Nahrungsmittel zu bestimmen, die am besten mit deiner Konstitution harmonieren. Vielleicht findest du es interessant, wenn jemand, der dich kennt, die Fragen für dich beantwortet und ihr die Antworten vergleicht.

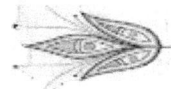 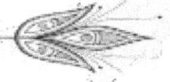

	Eigenschaften	**Vata**
Körperbau	Schlank, zart	
Haut	Trocken, rau	
Appetit	Unregelmäßig	
Gewicht	Leicht	
Augen	Klein und lebhaft	
Haare	Brüchig, trocken, kraus	
Gelenke	Schmal, knackend, prominent	
Schlaf	Leichter Schläfer, wacht leicht auf	
Körpertemperatur	Kalte Hände und Füße	
Temperament	Lebhaft, gesprächig, mag Abwechslung	
Stresslevel	Nervös, unkonzentriert	
Konzentration	Mag Multitasking	
Stimmung/Laune	Sehr schwankend	
Instinkt	Fight-oder-Flight Reaktion leicht ausgelöst	
	VATA GESAMT	

	Eigenschaften	Pitta
Körperbau	Mittelgroß, muskulös	
Haut	Neigt zu Unreinheiten	
Appetit	Almmer hungrig	
Gewicht	Moderat	
Augen	Durchdringender Blick	
Haare	Fein, dünn, früh kahl werdend	
Gelenke	Locker und flexibel	
Schlaf	Ziemlich gut	
Körpertemperatur	Warm, mag die Kälte	
Temperament	Zielstrebig, intensiv	
Stresslevel	Reizbar & aggressiv	
Konzentration	Zielorientiert	
Stimmung/Laune	Intensive Emotionen	
Instinkt	Ausgeprägte Instinkte und Führungsqualitäten	
	PITTA GESAMT	

	Eigenschaften	Kapha
Körperbau	Solider Körperbau und dicke Knochen	
Haut	ölig, glatt, wenig Falten	
Appetit	Kann leicht eine Mahlzeit auslassen	
Gewicht	Schwer, nimmt leicht zu	
Augen	Große, sanfte Augen	
Haare	Dick, üppig, fettig	
Gelenke	Groß, stark, gepolstert	
Schlaf	Tief und lang; wacht langsam auf	
Körper-Temperatur	Moderat, mag keine Kälte und Nässe	
Temperament	Unkompliziert, akzeptierend, unterstützend	
Stresslevel	zurückhaltend, verschlossen	
Konzentration	Kommt langsam in Gang	
Stimmung/Laune	Gelassen und zufrieden	
Instinkt	Fight-oder-Flight Reaktion nicht leicht ausgelöst	
	KAPHA GESAMT	

Ernährung für dein Dosha-Gleichgewicht

Vata: Vermeide trockene Snacks wie Cracker, Popcorn, Chips, Kekse oder große Mengen an Rohkost. Genieße einen Dattel-Shake, Guacamole mit glutenfreiem Brot oder eine Avocado.

Pitta: Lange Fastenperioden sind für Pitta-Dosha-Typen nicht besonders förderlich. Um die innere Hitze und das Feuer zu verringern, sollte man frische, süße Früchte oder kleine Mengen an rohem Bio-Gemüse wie Gurken, Zucchini und Karottenstifte essen. Auch eine Handvoll eingeweichter und geschälter Mandeln ist empfehlenswert.

Kapha: Am besten keine Snacks zu sich nehmen. Besonders schädlich für Kapha-Typen sind kalte, feuchte Lebensmittel wie Eiscreme, kalte Getränke oder fettige Speisen.

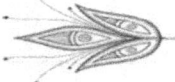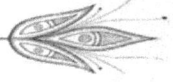

Index

A

Aam, 24, **28,** 31, 32, 34, 36, 56, 169
Ablagerungen, 32
Adaptogen, 169, 177
ADD, 18
Aden, Heidi, II, 201
Aden, Ronney, 10, 65
ADHS, 18
Agni, **28,** 31, 32, 33, 34, 36, 100
- (niedrig) *(Hausmittel)*, 158
Ahornsirup, 152, 184
Akne, 178
Alkohol, 35
Amaranth, 145
Aminosäuren, 56
Amodio, Katie, 6
Anämie, 178
Ancient Secrets Foundation (Stiftung), x, 202
Ancient Secrets Gemeinschaft, xiii, 13
Ancient Secrets Schokoladenglasur *(Rezept)*, 114
Ändern der Gewohnheiten, 32
Angstzustände, 21, 77, 149
Anis, 154
Anissamen (Fenchel), 177
Anti-Aging, 30
Antidiabetikum, 177, 180
antikarzinogen, 181
anti-mikrobisch, 169
Antioxidans, 56, 169, 179
antioxidativ, 181
antiviral, 182
Äpfel
- *(Rezept,* 52
Apfel/Karotte/Rote Bete Smoothie *(Rezept)*, 105
Arginin, 56
Arjuna, 170
Arthritis, 182
- *(Hausmittel)*, 158
Asafoetida, 37, 154, **177**
Ashtakarma/Panchakarma, 17
Ashwagandha, **169**
Auberginen, 35, 150
Augenprobleme *(Hausmittel)*, 158
Ausdauer, Energie *(Hausmittel)*, 159
Ausscheidungsprozess, 24
Avocado, 35
Avocadoöl, 151
Ayurveda, viii, 1, 21
Ayushakti, xi, 84, 86, 90, 110, 158

B

Ballaststoffe, 56
Bananen, 35, 39
Basilikum, 34, 97, 98, 154
- *(Rezept)*, 65, 103
Basilikum (Heiliger) (Tulsi), **177**
Basilikum-Kräutertee *(Rezept)*, 103
Bauchschmerzen, 25
Beeren, 35
Beilagen, 83
- Curryblätter & Cilantro Chutney, 96
- Gegrilltes Gemüse, 84
- Mungbohnen-Hummus, 86
- Mung-Fruchtsalat, 89
- Pesto, 94
- Veganes Pesto, 97
Beispiel einer Einkaufsliste, **157**
Bier, 35
Birnen, 35
Blähungen, 3, 159
- *(Hausmittel)*, 159
Blattgemüse, 35, 157
Blutdruck
- hoher, 179
- senken, 56, 177

Bluthochdruck, 12, 18, 159
- *(Hausmittel)*, 159
- *Marmaa*, 159

Blutzucker
- senken, 182

Blutzuckerspiegel, 153
Bockshornklee, 154 **177**
Bockshornkleeblätter, **177**
Bockshornkleesamen, **177**
Bonusmaterial, 129–144
- Ancient Secrets Dosha Quiz, 185
- Beispiel einer Einkaufsliste, 157
- Ernährung für dein Dosha-Gleichgewicht, 190
- Funktion der wichtigsten Kräuter, 169
- Gängige Zutaten: Deutsch zu Hindi, 177
- Gängige Zutaten: Hindi ins Deutsche, 174
- Getreide, 145
- Gewürze, 154
- Ghee and Geklärte Butter (Butterschmalz), 130
- Hausmittel - Ayushakti, 158
- Milchprodukte und Eier, 144
- Raffinierter Zucker, 152
- Speiseöle, 151
- Substitutionstabelle, 184
- Tipps zur Reduzierung von Blähungen und Völlegefühl, 138
- Überblick über verschiedene Diäten, 166
- Umrechnungstabelle, 183
- Was gehört in eine gut ausgestattete Küche, 155
- Wie man Ghee herstellt, 131
- Wie man Mungbohnensuppe schmackhaft macht, 135
- Wissenswertes über Nachtschattengewächse, 149

Brahmipulver, 161
Brahmi (Ysop-wurzel), **169**
Brechbohnen, 157
Brokkoli, 157
Brot, glutenfrei, **123**
Brown, Ralph, 102
Buchweizen, 145
Butterschmalz, 130

C

Cardamom, 171
Chiasamen, **177**
Chicorée, 157, 167
Chili, 35
Cholesterin
- *(Hausmittel)*, 160

Cholesterinspiegel, 18
- hoch, 18
- senken, 56, 179

chronische Probleme, 30
Clint, **ix**, 15, 57
Curryblätter, **177**
Curryblätter & Cilantro Chutney *(Rezept)*, 96
Curtis, Jody, 14

D

Darmbakterien, 19
Das, Keerty, 12, 79, 80
Dattelzucker, 184
Degeneration, 30
Depression, 19, 77, 153
Dhatus, **28,** 30, 32
Diabetes, 18, 56, 108, 177, 179, 180, 181
- *(Hausmittel)*, 160

Diät
- bei hormonellem Ungleichgewicht, 168
- Dr. Pankaj Narams Diät, 84
- Entgiftung, 168
- Gewichtsreduktion, 166
- Tridosha-Diät, 168

Diäten, Überblick, 166
Diät von Dr. Naram, 19, 84
Dill, 154
Dinkel, 145, 146

Dinkelmehl, 145
Dosha, xiii, 22, 28, **29, 31,** 32, 56, 153, 169
Dosha-Gleichgewicht, 24, 166, 190
Dosha Quiz, 22, 185
Drei Optionen für Entgiftungstee, 104
Dr. Narams Ingwertee *(Rezept)*, 101
Durchfall, 180

E

Eibischwurzel, **173**
Einfaches & Gesundes Brot *(Rezept),* 128
Eisenspiegel *(Hausmittel)*, 159
Eiweiß, 167
Eiweißquelle, 144
Eiweißshakes, 39
Energie, Ausdauer *(Hausmittel)*, 159
Energiemangel, 30
Energie Powerfrühstück *(Rezept)*, 40
Engman, Joseph E., 16
Engman, Susan Minden, 15
Entdecke, was du willst, 25
Entgiftung, 31, 56, 104, **160,** 168
Entgiftungsdiät, 168
Entgiftungstee, 3 Optionen, **104**
Entzündungen, 21, 29, 145
entzündungshemmend, 56, 177, 181
Erbsen, grün, 157
Erfolgsgeschichten aus der ganzen Welt, **3**
Erkältung, 101
Ernährung, 30, 31
Essgewohnheiten, 32

F

Fenchel (Anissamen), **154,** 157, **172, 177**
Fertiggerichte, 35
Fettleibigkeit, 18, 77, 178
Fisch, 34
Flaschenkürbis, 157
Fleisch, 34
Früchte, 152
Früchte, süß, 35

Fructose (Fruchtzucker), 153
Frühstücksoptionen, 39
 - Energie Powerfrühstück, 40
 - Gedünstete Bio-Äpfel, 52
 - Hirsebrei mit Kardamom und Beerenkompott, 43
 - Millies Mungbohnen-Crêpes, 48
 - Mungbohnen-Crêpes, 49
 - Pfannen-Kuchen, 45
 - Pfannkuchen mit Roter Bete und Fingerhirse, 41
 - Rührei, 51
Frustration, 29
Füllstoffe, 17
Funktion der wichtigsten Kräuter, **169**

G

Gallenblasenprobleme, 12
Gebackene Birne mit Ziegenkäse *(Rezept)*, 121
Gebräuchliche Zutaten: Deutsch zu Hindi, 177
Gebräuchliche Zutaten: Hindi ins Deutsche, 174
Gedächtnis *(Hausmittle)*, 161
Gedünstete Bio-Äpfel *(Rezept)*, 52
Gegrilltes Gemüse *(Rezept)*, 84
Gehirn, 20, **169**
Gehirnfunktion, 169, 181
Gehirnnebel, 6
Geklärte Butter, 130
Gelenkschmerzen, 30
 - *(Hausmittel)*, 158
Gemüse, 35, 167
 - gekocht, 35
 - roh, 35
Gemüse (erlaubt), 157
 - Blattgemüse
 - Brechbohnen
 - Brokkoli
 - Chicorée
 - Erbsen, grün
 - Fenchel
 - Flaschenkürbis
 - Ingwer (frisch)

- Knoblauch
- Kürbisse
- Lauch
- Mangold
- Möhren
- Paprika
- Rote Bete
- Sellerie
- Spargel
- Spinat
- Squashes
- Steckrübe
- Zucchini
- Zuckerschoten
- Zwiebel

Gemüseomelet, 39
Gemüseshakes, 39
Gesunde Mung Dal Pakoda/Falafel *(Rezept)*, 81

Getränke, 99
- Apfel/Karotte/Rote Beete Smoothie, 105
- Drei Optionen für Entgiftungstee, 104
- Dr. Naram's Ingwertee, 101
- Hausgemachte Electrolytes, 108
- Minze/Koriander Smoothie, 105
- Rohe Mandelmilch, Selbstgemacht, 107
- Smoothies, 105
- Sommer Tee (kühlend), 104
- Tees, 101
- Tridosha Smoothie, 106
- Wintertee (wärmend), 104
- Yogi-Tee – Ralph Brown, 102

Getreide, 152

Getreide (erlaubt), 145
- Amaranth
- Buchweizen
- Dinkel
- Hafer
- Hirse
- Kamut
- Mais
- Quinoa
- Reis
- Roggen
- Sorghum
- Teff
- Wildreis

Gewohnheiten ändern, 32
Gewürze, 34, **154**
Ghee, 11, 22, 39, **130–134**, 151, 152, 153
Ghee und Geklärte Butter (Butterschmalz), **130**
Giftstoffe, 24, 32, 34
Glucose, 153
Gluten, 3
glutenfrei, 10, 11, 53

Glutenfreies Brot, 123
- Einfaches & Gesundes Brot, 128
- Glutenfreies Roti/Fladenbrot, 126
- Sonnenblumen-Sesam-Kekse, 124

Glutenfreies Roti/Fladenbrot *(Rezept)*, 126
Glutenunverträglichkeit, 146
Granatapfelkerne, **177**
Grapefruits, 35
Grieß, **178**

Grundbegriffe, 28
- Aam, 28
- Agni, 28
- Dhatus, 28
- Doshas, 29
- Gunas, 30
- Kapha, 29
- Ojas, 30
- Pitta, 29
- Srotas, 30
- Vata, 29

Grüner Tea, 170
Gunas, **30**, 152
Gupta, Shilpi, 41, 49

H

Hafer, 145
Haferflockenkekse mit Banane und Kokosnuss *(Rezept)*, 117
Hafermilch *(Rezept)*, 43, 73

Hartkäse, 35
Hauptgerichte, 53
 - Gesunde Mung Dal Pakoda/
    Falafel, 81
 - Kitchari, 61
 - Magische Mungbohnensuppe, 57
 - Mungbohnen-Falafel, 77
 - Mungbohnen-Handvo, 63
 - Mung Dal Dosa, 75
 - Mung Dal Suppe, 69
 - Quinoa Buddha Schale, 80
 - Süßkartoffelsuppe mit Möhren
    und Ingwer, 73
 - Thai Gemüse-Curry, 67
 - Thailändisches Gemüse-Curry, 67
 - Weiße Zucchini-Basilikum Suppe,
    65
Hausgemachte Elektrolyte *(Rezept)*
    , 108
Hausmittel, 17, 31
Hausmittel - Ayushakti, 158
 - Agni (niedrig), 158
 - Arthritis, 158
 - Augenprobleme, 158
 - Autoimmunstörung, 159
 - Blähungen, 159
 - Bluthochdruck, 159
 - Cholesterin (Senkung), 160
 - Diabetes, 160
 - Eisenspiegel, niedrig, 159
 - Gedächtnis, 161
 - Hormonelles Ungleichgewicht,
    161
 - Immunsystem (Stärkung), 159
 - Kalziumspiegel, niedrig, 159, 161
 - Menstruationsblutung, stark, 161
 - Menstruationsblutung, unregel-
    mäßig, 162
 - Neurologisches Tonikum, 162
 - Nieren, schwach, 162
 - Ödeme, 162
 - Panikattacken, 163
 - Polyzystische Eierstockerkrankung
    (PCOD), 162
 - Psychische Probleme, 163

 - Schlaf, 163
 - Schulterschmerzen, 158
 - Sodbrennen, 164
 - Spermienzahl, Erhöhung, 163
 - Stoffwechsel, verbessern, 163
 - Strahlenbelastung, 164
 - Toxizität, 160
 - Übersäuerung, 164
 - Verdauungsstörungen, 159
 - Verstopfung, 164
Hautausschlag, 3
Hautprobleme, 29
Healthiime Detox™ (Ayushakti), 7
Hefe, 35
Heiliger Basilikum
 - *siehe auch* Tulsi, 170
Heilkräuter, 21, 77
Heißhunger, 21
Herz, **170**
Herzkrankheiten, 29
Hing, 37 **154 177**
Hippokrates, 86
Hirse, 127, 145, 161, 184
 - *(Rezept)*, 41, 43
Hirsebrei mit Kardamom und Beeren-
    kompott *(Rezept)*, 43
Honig, 134, 152, 153
Hormonelles Ungleichgewicht *(Haus-
    mittel)*, 161
Huhn, 34
Hülsenfrüchte, 152
Husten, 101, 170

I

Immunität, 159, **170,** 179, 181
Immunsystem, 22, 30, 32
 - *(Hausmittel)*, 159
Ingwer, 34, 154, **172**
 - frisch, 157, 178
Ingwerpulver, 154, **178**
Instant Haferflocken, 39
Insulinspiegel, 153
Isoleucin, 56

J

Jaggery, 162
Jahrtausendealte Geheimnisse eines Meisterheilers, x, 25, 185
Jivaka
 - *siehe* Meister Jivaka, 185
Joghurt, 35

K

Kalziummangel *(Hausmittel)*, 161
Kamut, 145
Kapha-Dosha, 24, **29,** 56, 144, 153, 190
Kapha: Zu vermeidende Lebensmittel, 36
Kardamom, 34, 39, 154
 - (grün), **178**
 - (schwarz), 178
Kardamom-Rosen-Kekse aus 8 Zutaten *(Rezept)*, 119
Karotten, 152, 157
Khalifah, Maryam, 8
Kichererbsen, 35, 174, **178**
 - geröstet, 178
Kichererbsenmehl, **178**
Kidneybohnen, 36
Kitchari, 61
Knoblauch, 34, 37, 157, **170**
Knoblauchpulver, **179**
Kochsprays, 151
Kohl, 35
Kohlenhydrate, 167
Kohlrabi, 35
Kokosnussmilch, 184
Kokosnussöl, 151, 184
Kokosnusswasser, 184
Konserven, 35
Konservierungsmittel, 17
Konzentrationsschwäche, 30
Kopfschmerzen, 6
Koriander, 154
Koriandersamen, **179**
Körperfunktionen, 31
 - verstehen, **31**

Kräuterformeln, 31
Krebs, 14
 - (Schutz vor), 178, 179, 180
krebshemmend, 56
Kreuzkümmel, 34, 154, **172,** 179
Kreuzkümmelsamen, **179**
Küchenausstattung, **155**
Kürbis, 35, 157
Kurkuma, 34, 37, 154, **170, 171**
Kurkumapulver, **179**
Kurzsichtigkeit *(Hausmittel)*, 158

L

Larios, Minerva, 77
Lauch, 157
Lebensmittel, 24
 - fermentiert, 24
Lebensstil, xi, 2, 18
 - Ratschläge für gesunden, **31**
Leber, **171**
Leinsamen, **180**
Lethargie, 29
Leucin, 56
Limetten, 35
Linsen, 35
 - gelb, **180**
 - schwarz, **180**
Lorbeerblatt, 154
 - (getrocknet), **180**
Löwenzahn, 171
Lunge, **171, 172**
Lymphom (Blutkrebs), 14
Lysin, 56

M

Magen, **172**
Magische Mungbohnensuppe *(Rezept)*, 57
Mais, 145
Maitszen, Suzanne, 117
Majoran, 154
Malavalli-Majd, Arati, MD, 9, 63, 86
Malky, Kalie, 119
Mandelmilch, 39, 159, 184
 - *(Rezept)*, 107

Mangold, 157
Mangopulver, 174, 180
Margarine, 151
Mariendistel, **171**
Marmaa Shakti, 11, **17,** 23, 31
Marmaa-Shakti-Geheimnis, **25**
Marmite, 35
Medizischer Haftungsausschluss, iii
Meeresfrüchte, 34
Mehl, **180**
Meister Baba Ramdas, 20
Meister Jivaka, 1, 131, 164, 185
Melone, 35
Menstruationsblutung
  - übermäßig stark *(Hausmittel)*, 161
  - unregelmäßig *(Hausmittel)*, 162
Migräne, 12
Mikrobiom, 19
Mikrowellengerichte, 35
Milch, 24
milchfrei, 10, 11, 53
Milchprodukte, 3, 4, 24, 35, **144**
Milchprodukte und Eier, 144
Millies Mungbohnen-Crêpes *(Rezept)*, 48
Mineralien, **23,** 56
Mineralsalz, 154
Mineralstoffgehalt, 24
Mineralstoffmangel, 23
Minze/Koriander Smoothie *(Rezept)*, 105
Mohn, 154
Mohnsamen, **180**
Möhren, 157
Morgensteife *(Hausmittel)*, 158
Müdigkeit, 6 77
Muffins, 39
Mungbohnen, 35
  - grün, ganz, **181**
  - halbiert (Mung Dal), **181**
Mungbohnen-Brownies *(Rezept)*, 112
Mungbohnen-Falafel *(Rezept)*, 77
Mungbohnen-Hummus *(Rezept)*, 86
Mung dal, 35
Mung Dal Dosa *(Rezept)*, 75

Mung Dal Suppe *(Rezept)*, 69
Mung-Fruchtsalat *(Rezept)*, 89
Muskatnuss, 154 **181**
Myalgische Enzephalomyelitis/CFS, 5

N

Nachtschattengewächse (vermeiden), 10, **149**
  - Auberginen
  - Belladonna (schwarze Tollkirsche)
  - Cayennepfeffer
  - Chili-Paprika
  - Paprika
  - Paprikaschoten
  - Peperoni
  - Pimentpflanzen
  - Tabasco-Sauce
  - Tamarisken
  - Tomaten
  - Tomatillos
  - Weiße Kartoffeln
Nackenschmerzen *(Hausmittel)*, 158
Nährstoffe, 31
nährstoffreich, 146
Nährwert von Mung, 54
Nährwert von Mung, gekocht, 55
Naram, Dr. Pankaj, xii, 19, 23, 31, 69 84, 89, 90, 97, 107, 144, 145 185
  - *(Foto)*, 27
  - *(Rezept)*, 40, 97, 101, 107
  - *(Zitat)*, v, 27
Naram, Dr. Smita, xi, 67, 81, 96
Nebenhöhlen, 101
Nelken (Gewürznelken), 39, 154, **181**
Neurologisches Tonikum *(Hausmittel)*, 162
Neurotransmitter, 21
Nieren, **173**
Nierenfuntion *(Hausmittle)*, 162
Nierenprobleme, 173
Nüsse, 35, 152

O

Ödeme *(Hausmittel)*, 162
Ojas, **30**
Olivenöl, 151
Oregano, 154

P

Panchakarma, 31
Panikattacke
  - *(Hausmittel)*, 163
  - *(Marmaa)*, 163
Paprika, 35, 150, 157
Patel, Punam, 5, 43, 114
Pesto Sauce *(Rezept)*, 94
Petersilie, **173**
Pfannen-Kuchen *(Rezept)*, 45
Pfannkuchen mit Roter Bete und Fingerhirse *(Rezept)*, 41
Pfefferkörner (schwarz), **181**
Pfeffer, Langer, **180**
Pfefferminz, **171**, 172
Pfeffer, schwarz, 34, 37, **154**
Pfeilwurz, 184
Pfirsiche, 35
Pflanzliche Heilmittel, 17
Pflaumen, 35
Phenylalanin, 56
Pillay, Dr. Sivanandani (Sivie), 69
Pitta-Dosha, 24, **29**, 56, 144, 153, 190
Polyzystische Eierstockerkrankung (PCOD) *(Hausmittel)*, 162
Porree, 157
Porridge, 39
Posada, Monica, 4
Psychische Probleme *(Hausmittel)*, 163
Puffreis-Ladoo *(Rezept)*, 110
Pulsdiagnose, 2, 3, 164, 165
Pute, 34

Q

Quinoa, 145
Quinoa Buddha Schale *(Rezept)*, 80

R

raffinierter Zucker, 4 34 **152**
Rajas, 30
Ramirez, Rosa, 94
Rapsöl, 151
Rasas (Geschmacksrichtungen), 152
Ratschläge für einen gesunden Lebensstil, 31
Ray, Carol, II, xi, xiii, 51, 52, 61, 73 84, 108, 121, 124, 128, 202
Reis, 145, 152
Reisflocken, **181**
Rogers, Dr. Clint G, II, xiii, 2, 15, 69, 86, 89, 90, 202
Rogers, Millie, 48, 57
Roggen, 145, 146
Rohe Mandelmilch, Selbstgemacht *(Rezept)*, 107
Rohkost, 5, 11
Rosenkohl, 35
Rosmarin, **181**
Rote Bete, 157
  - *(Rezept)*, 80, 105
Rührei, 39
  - *(Rezept)*, 51

S

Safran, 154 **182**
Sage, **169**
Sago, **182**
Salbei, 154
Saraswati, Ellen, 115
Sattva, 30
Saure Lebensmittel, 34
Scharfgabe, 170
Schlaf
  - *(Hausmittel)*, 163
  - *(Marmaa)*, 163
Schlafapnoe, 77
Schlaflosigkeit, 30
Schleim, 34
  - schleimbildend, 24, 29
  - schleimlösend, 179
Schmalz, 151

Schmerzen, xiii 4 6 21 30 57 158 177
Schulterschmerzen *(Hausmittel)*, 158
Schwarzbohnen-Brownies mit Doppelschokolade *(Rezept)*, 115
Schwarze Tollkirsche (Belladonna), 150
Sechs Instrumente des Siddha-Veda, 17 31
- Ernährung
- Hausmittel
- Lebensstil
- Marmaa Shakti
- Panchakarma/Ashtakarma
- Pflanzliche Heilmittel (Kräuterformeln)

Sellerie, 34 157 **182**
Senfkörner, **154**
Sesamöl, 182
Sesamsamen, **182**
Siddha-Veda, **17** 31 32 149
7-Tage-Entgiftung, 22
Singhania, Neha, 75
Smoothies, 105
Sodbrennen, 11 182
- *(Hausmittel)*, 164

Sojamilch, 35
Sojasauce, 35
Sonnenblumen-Sesam-Kekse *(Rezept)*, 124
Sorghum, 145 146
Spargel, 157
Speiseöle, **151**
Spermienzahl, erhöhen *(Hausmittel)*, 163
Spinat, 157
Squash, 157
Srotas, **30**
Stärke, resistent, 56
Steckrübe, 157
Steifheit, 30
Stoffwechsel, 29 31
- *(Hausmittel)*, 163

Stoffwechselfeuer
- *siehe auch* Agni, **28**

Strahlenbelastung *(Hausmittel)*, 164
Substitutionstabelle, 184
Süßigkeiten/Desserts, 109
- Ancient Secrets Schokoladenglasur, 114
- Gebackene Birne mit Ziegenkäse, 121
- Haferflockenkekse mit Banane und Kokosnuss, 117
- Kardamom-Rosen-Kekse aus 8 Zutaten, 119
- Mungbohnen-Brownies, 112
- Puffreis-Ladoo, 110
- Schwarzbohnen-Brownies mit Doppelschokolade, 115

Süßkartoffeln, 152 184
Süßkartoffelsuppe mit Möhren und Ingwer *(Rezept)*, 73
Süßwasserfisch, 34
Sutton, Luke, 11

T

Tabasco-Sauce, 150
Tahini, 87 88 128
Tamas, 30
Taylor, Jayna C., 12
Tee für alle Jahreszeiten *(Rezept)*, 105
Tees, **101**
Teff, 145 **146**
Thailändisches Gemüse-Curry *(Rezept)*, 67
Thymian, 154
Tipps zur Reduzierung von Blähungen und Völlegefühl, 138
Tofu, 148
Tomaten, 34
Toxizität, 23 56
- *(Hausmittel)*, 160

Transformation, Schlüssel zur, 31
Trauben, 35
Trauma, 16 19
TriDosha, 53
Tridosha-Diät, 168
Tridosha Smoothie *(Rezept)*, 106
Tulsi, 154 160 170 176 **177**

Tuma, Linda, 89
Typ-2-Diabetes, 18, 179

U

Überblick über verschiedene Diäten, **166**
Übersäuerung, 29
- *(Hausmittel)*, 164
Umrechnungstabelle, **183**
Ungleichgewicht, 22
Ungleichgewicht (Dosha), 24

V

Vaidya, 166
Vaidya (Ayurveda/Siddha-Veda Arzt), 158
Valin, 56
Vata-Dosha, 24, **29,** 56, 144, 153, 190
Vata und Pitta: Zu vermeidende Lebensmittel, 34
Veganes Pesto *(Rezept)*, 97
Verdauung, 22, 24, 31
Verdauungsfeuer (Agni), **28,** 34, 35, 149
Verdauungsfeuer (niedrig),
- *(Hausmittel)*, 158
Verdauungsstörung
- *(Hausmittel)*, 159
Verdauungssystem, 21
Verdickungsmittel, 146
Vergeben-und Vergessen-Marmaa, 23
Verstopfung, 3, 29
- *(Hausmittel)*, 164
Vitalität, 30
Vitamine, **23,** 56
Vitamine und Mineralien, **23**
Vollkornmehl, 145

W

Was gehört in eine gut ausgestattete Küche, **155**
„Was will ich?", "Was willst du?", **25**
- Marmaa, 25
Wechsler, Dr. Stephen, 8
Weiße Zucchini-Basilikum Suppe *(Rezept)*, 65
Weißmehl, 145
Weitsichtikeit *(Hausmittel)*, 158
Weizen, 4, 34, 145
Weizenmehl, **182**
Wie man Ghee herstellt, 131
Wie man Mungbohnensuppe schmackhaft macht, 135
Wildreis, 145
Wilkinson, Dr. Ann, 3
Wintertee (wärmend) *(Rezept)*, 104
Wissenswertes über Getränke, 100
Wissenswertes über Nachtschattengewächse, 149
Wolkoff, Ken, 45
Wolkowitz, Esther, 110, 112

Y

Yardi, Aparna, 13 126
Yogi-Tee – Ralph Brown *(Rezept)*, 102

Z

Ziegenkäse, 121, 144
Zimt, 34, 39, **154, 172, 182**
Zitronen, 35
Zittern, 30
Zucchini, 157
- *(Rezept)*, 67
- *(Rezept*, 65
Zucker, 20, 22, 34, 54, **152**
- *siehe auch* Raffinierter Zucker
Zuckerschoten, 157
Zusatzstoffe, 17, 137
Zwiebel, 157

Herzlichen Glückwunsch, dass du dich entschieden hast, dich selbst durch leckeres, gesundes Essen zu lieben!

Die Rezepte in diesem Buch folgen den Prinzipien der jahrtausendealten Geheimnisse, die dein Leben für immer verändern können.

Um mehr über die Ancient Secrets zu erfahren, besuche bitte unsere Website:

www.MyAncientSecrets.com

Weitere Rezepte, die über dieses Buch hinausgehen, und Videos, die zeigen, wie man viele der Rezepte hier zubereitet, findest du auf unserer Website:

www.MyAncientSecrets.com/recipes

Der Erlös aus diesem Buch kommt Waisen, Obdachlosen und anderen humanitären Projekten der Ancient Secrets Foundation (Stiftung) zugute. Für weitere Informationen besuche:

www.AncientSecretsFoundation.org

Book Cover Design – Courtesy of Heidi Aden, Lions Pen
LionsPenGraphics.com

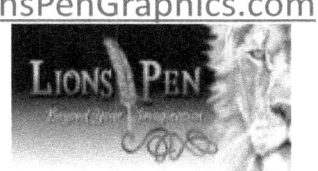

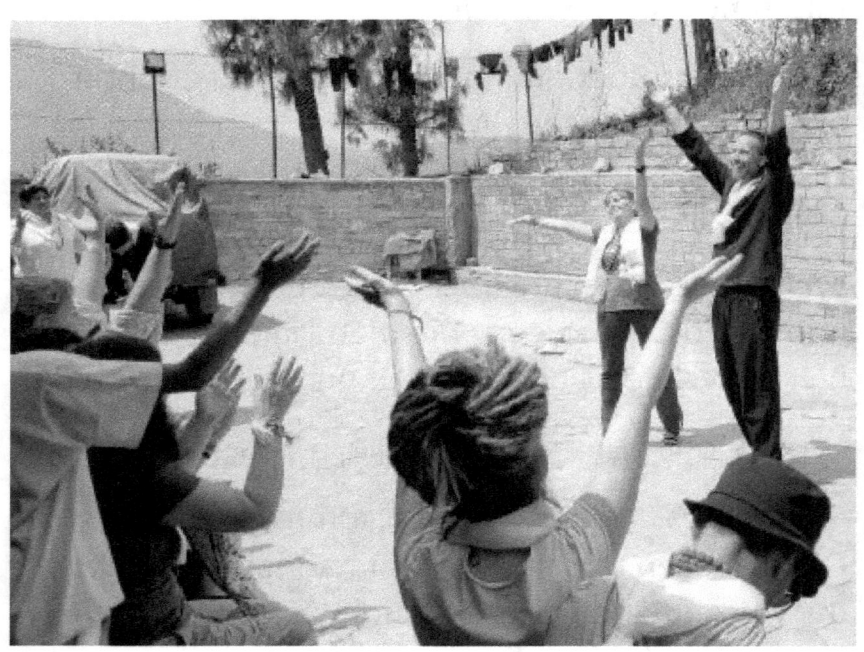

Carol Ray und Dr. Clint Rogers singen und spielen mit "unseren Kindern" in Nepal, 2023.

Auf dem Bild unten siehst du 'unsere Kinder', die dir sagen:

"Ich liebe dich und ich bin bei dir!"

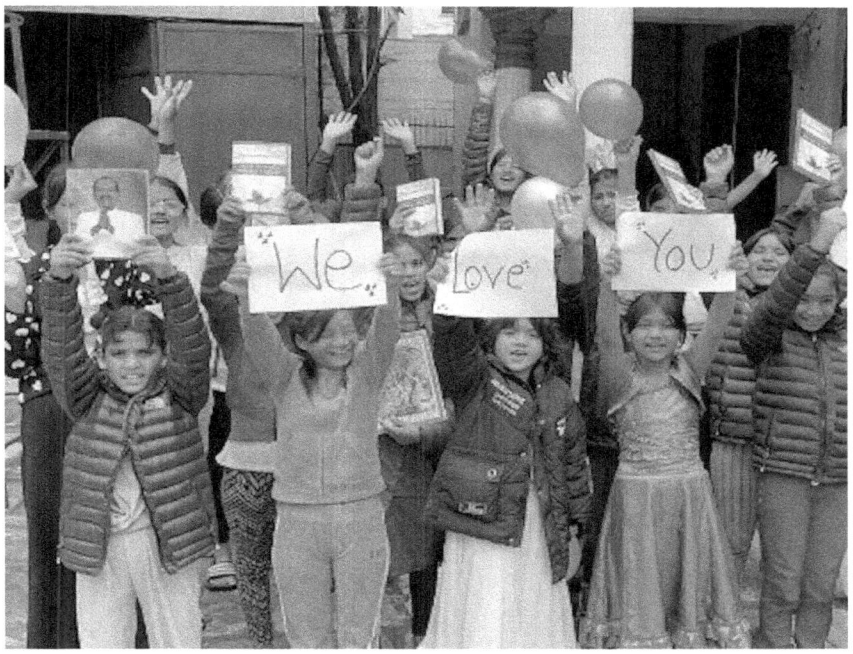

www.ingramcontent.com/pod-product-compliance
Lightning Source LLC
Chambersburg PA
CBHW070135080526
44586CB00015B/1709